WOLFGANG UNSÖLD
DEIN BESTES TRAINING

W0013138

WOLFGANG UNSÖLD

DEIN BESTES TRAINING

150 TIPPS VOM ERFOLGREICHSTEN
TRAINER DEUTSCHLANDS

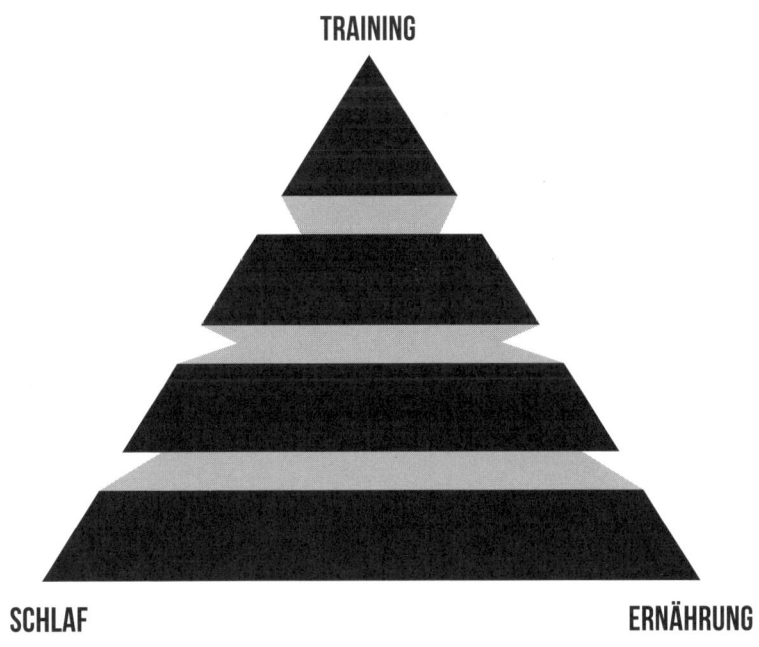

TRAINING

SCHLAF

ERNÄHRUNG

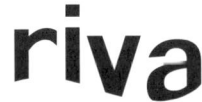

Bibliografische Information der Deutschen Nationalbibliothek:
Die Deutsche Nationalbibliothek verzeichnet diese Publikation in der
Deutschen Nationalbibliografie. Detaillierte bibliografische Daten sind im
Internet über **http://d-nb.de** abrufbar.

Für Fragen und Anregungen:
info@rivaverlag.de

2. Auflage 2017

© 2016 by Riva Verlag, ein Imprint der Münchner Verlagsgruppe GmbH,
Nymphenburger Straße 86
D-80636 München
Tel.: 089 651285–0
Fax: 089 652096

Redaktion: Linda Ewaldt
Umschlaggestaltung: Laura Osswald, München
Bilder: Wolfgang Unsöld
Satz: Georg Stadler, München
Druck: GGP Media GmbH, Pößneck
Printed in Germany

ISBN Print: 978-3-86883-878-7
ISBN E-Book (PDF): 978-3-95971-211-8
ISBN E-Book (EPUB, Mobi): 978-3-95971-212-5

Weitere Informationen zum Verlag finden sie unter
www.riva-verlag.de
Beachten Sie auch unsere weiteren Verlage unter **www.m-vg.de**

INHALT

VORWORT

Weihnachten vor drei Jahren in Brüssel, Belgien, bekam ich ein Geschenk von meiner Frau, das mein Leben veränderte. Sie schenkte mir meine ersten zehn Sessions mit einem Personal Trainer. Zu diesem Zeitpunkt lag mein Fokus vor allem auf meiner Arbeit und meiner Familie. Dabei hatte Sport in meinem Leben immer eine wichtige Rolle gespielt, rückte aber aus Zeitmangel in den Hintergrund. Meine Fitness war demnach nicht gerade auf ihrem Höhepunkt.

Nach Weihnachten dauerte es eine Weile, bis ich meine erste Session mit dem Personal Trainer gebucht hatte. Gefühlt war diese erste Session von viel Schmerz und einiger Frustration darüber, dass ich nicht fitter war, geprägt. Dennoch war ich schon nach den ersten fünf Sessions überzeugt, dass ich den richtigen Weg nahm, und setzte mein Training fort. Es wurde ein wichtiger Teil meines Lebens.

Nach eineinhalb Jahren Personal Training in Brüssel folgte ein beruflich bedingter Umzug nach Stuttgart. Mein Training wollte ich deswegen natürlich nicht aufgeben und fragte meinen Personal Trainer Dan Hunter nach einem guten Trainer in Deutschland. Zu meinem Glück – und dem meiner Frau, die ebenfalls trainiert – besaß Dan Hunter dank einer Seminarteilnahme in Deutschland genau den richtigen Kontakt. »Den besten Trainer Deutschlands«, wie er ihn nannte. Und so traf ich Wolfgang Unsöld.

Seit fast zwei Jahren besuche ich zweimal die Woche das YPSI – Wolfgangs Studio – und trainiere noch zusätzlich einmal zu Hause. So konnte ich mein Trainings- und Fitnesslevel über die Jahre deutlich verbessern. Dies geschah nicht nur durch reines Krafttraining, sondern durch die Kombination von Training, Essen und Supplementen sowie genügend Schlaf. Ich habe gelernt, dass Training alleine keine durchschlagenden Fortschritte in puncto Fitness und Wohlbefinden bringt. Die Kombination der oben genannten Faktoren ist entscheidend.

Krafttraining ist für mich wichtig, da ich jede Woche viele Stunden arbeite und einen Alltag habe, der durch Entscheidungen und Meetings im In- und Ausland geprägt ist. Um bei der Arbeit die beste Leistung bringen zu können, durch einen guten Überblick und schnelle Problemanalyse, spielt mein Training eine entscheidende Rolle. Es schafft Ausgleich. Meine Erfahrung und Überzeugung durch mein Training und meine Arbeit ist außerdem, dass die beste Leistung im Kopf nur durch einen fitten Körper nachhaltig über eine längere Zeit beibehalten werden kann. Seit ich in Stuttgart wohne, beginne ich meinen Tag mit Limettensaft und Salz und beende ihn mit Magnesium. Dabei merke ich: Das Training und mein Lebenswandel haben auf meine physische und mentale Stärke einen direkten Einfluss. Beides konnte ich deutlich verbessern. Dies hilft mir nicht nur bei der Arbeit, sondern auch dabei, nach einer langen Woche noch fit zu sein, um etwas mit meiner Familie zu unternehmen.

Jeder Sportler wird mir recht geben, dass unabhängig vom Talent das richtige Training wichtig ist, um die bestmögliche Leistung zu erbringen.

Mein ganz persönliches Ziel mit meinem Training ist es, mehr mentale Stärke durch körperliche Stärke zu erlangen. Das ist sicher etwas anderes, als viele erwarten würden, wenn man Krafttraining mit einem Personal Trainer absolviert, da größere Muskeln hier oft der Hauptfokus sind. Für mich steht die mentale Stärke im Vordergrund –

dass ich dabei auch körperlich stärker werde, ist ein positiver Nebeneffekt.

Ohne professionelle Hilfe hätte ich dies jedoch nicht hinbekommen. Nur durch die Begleitung durch Wolfgang und durch seine Kompetenz im Training sowie durch die Wandlung meines Lebensstils habe ich mein Ziel nachhaltig erreichen können. Dabei sind es oft schon die kleinen Dinge, die den Unterschied machen. Wie zum Beispiel ein Glas Wasser mit ein paar Spritzern Limettensaft am Tag oder eben ausreichend Schlaf.

Ziehe ich drei Schlussfolgerungen nach einigen Jahren Training, so sind es folgende:

1. Ich habe meine Fitness und physische Stärke deutlich verbessert und hierdurch auch meine mentale Stärke sowie meine Fähigkeit, schnell Problemstellungen zu analysieren, optimiert.

2. Mein Lebensstil hat sich deutlich verändert. Ich achte viel mehr auf mein Essen, die Supplemente und ausreichend Schlaf, um den optimalen Effekte von meinem Training zu bekommen. Denn nur durch die Kombination aller Faktoren erreicht man das beste Resultat.

3. Als Bonus und sicher nicht unerheblich habe ich keine Krankentage aufgrund von Grippe oder Ähnlichem verzeichnet, seit ich so lebe und trainiere. Meine Gesundheit ist besser geworden, und ich gerate in arbeitsintensiven Situationen weniger in Stress. Mir fällt es leichter, bei hohem Arbeitsaufkommen die Situation zu analysieren und sinnvoll Prioritäten zu setzen, um das Stresslevel zu senken.

Ich kann es jedem nur empfehlen, sich auf die Reise nach Stuttgart zu begeben oder sich einen geeigneten Trainer in seiner Nähe zu suchen. Allerdings: »There is no such thing as a free lunch«, oder anders ausgedrückt: »Von nichts kommt nichts.« Ohne Einsatz kein Erfolg.

Danke, Wolfgang, für dein Mentoring und deine Freundschaft.

Jesper Hojer

FIRST THINGS FIRST

Kunden und Athleten, die zu uns ins Your Personal Strength Institute, kurz YPSI, kommen, haben ein Ziel:

Mehr Erfolg im Training

Meist trainieren sie bereits seit Jahren und sind an einem Punkt, an dem ihr Fortschritt stagniert und damit Erfolge ausbleiben. Sei es bei Fettabbau, Kraftsteigerung, Muskelaufbau und auch bei der athletischen Leistungsfähigkeit. Erfolg im Training definiert sich für jeden anders. Für einen 100-Meter-Sprinter bedeutet dies, seine 100-Meter-Zeit zu verbessern. Für einen Fußballspieler, schneller, agiler und verletzungsunanfälliger zu sein – und mehr Tore zu verhindern oder zu schießen. Für einen Manager, seine Leistungsfähigkeit im Alltag zu maximieren. Für einen Fitnessathleten ist Erfolg, seinen Körperfettanteil zu verringern und Muskelmasse aufzubauen.

Die Basis für Erfolg ist Fortschritt. Fortschritt bedeutet sich zu verbessern.

Fakt ist: Wer Fortschritt im Training will, wird diesen nicht nur durch Training erreichen. Und muss mehr ändern als nur den Trainingsplan.

Die Formel für mehr Fortschritt und damit mehr Erfolg im Training ist einfach:
Für einen konstanten, nachhaltigen und messbaren Fortschritt im Training sind die richtige Ernährung und guter Schlaf die Basis. Training und Supplemente bauen auf dieser Basis auf und beschleunigen den Fortschritt. Training und Supplemente alleine – ohne einen guten Schlaf und die richtige Ernährung – reichen jedoch nicht aus, um konstant Fortschritte zu verzeichnen. Nur die Optimierung aller Faktoren führt am schnellsten zum Ziel.

In diesem Buch gebe ich über 150 detaillierte Tipps und Tricks, die ich mit meinen Athleten, Kunden und Studenten aus der ganzen Welt im YPSI – meinem Personal-Training-Studio in Stuttgart – seit Jahren erfolgreich anwende.

Für mehr Fortschritt im Training.

Für mehr Erfolg im Training.

Für Ihr bestes Training.

Für dein bestes Training.

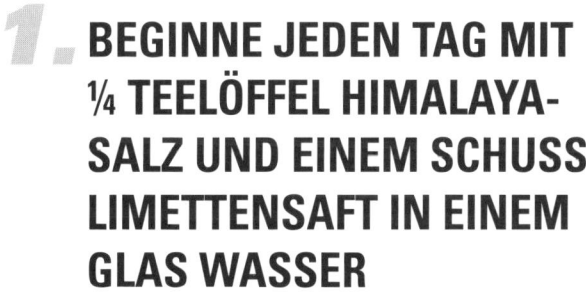

1. BEGINNE JEDEN TAG MIT ¼ TEELÖFFEL HIMALAYA-SALZ UND EINEM SCHUSS LIMETTENSAFT IN EINEM GLAS WASSER

Das ist der erste Tipp, den ich jedem YPSI-Kunden und Athleten gebe. Denn es gibt nichts anderes, das mit so geringem Aufwand einen so großen Effekt hat.

Salz übernimmt wichtige Funktionen im Körper. Unter anderem ist es entscheidend für das Stressmanagement und das Energielevel, denn es nährt und entlastet die Nebenniere. Diese ist eine walnussgroße Drüse, welche auf der Niere sitzt und für die Produktion verschiedener Hormone, wie Adrenalin, Noradrenalin, Aldosteron und vor allem Cortisol, dem Stresshormon, zuständig ist. Cortisol wird primär unter Stress ausgeschüttet und meist nur mit den negativen Seiten von Stress in Verbindung gebracht.

Cortisol hat jedoch auch einen großen Einfluss auf unser Energielevel und somit einen positiven Effekt auf das Training. Gemeinsam mit Testosteron, dem männlichen Geschlechtshormon, erreicht es seinen Höchststand im Biorhythmus am frühen Morgen zwischen sechs und acht Uhr. Im Idealfall sinkt das Level danach graduell im Lauf des Tages. Das bedeutet, wir wachen jeden Morgen durch ein hohes Level an Cortisol ohne Wecker auf und sind innerhalb weniger Sekunden leistungsfähig. In der Theorie. In der Praxis ist dies jedoch heute nur noch bei den wenigsten der Fall.

Der Grund dafür ist, dass die Nebenniere durch konstanten Stress ermüdet. Die Physiologie des Menschen ist nicht für konstanten Stress ausgelegt. Doch wir erleiden heutzutage ein Vielfaches mehr an Stress als unsere Vorfahren. Handys, Internet, Termine und viele andere Faktoren zehren jeden Tag an unseren Ressourcen. Dies bleibt nur bis zu einem gewissen Punkt folgenlos. Bei lang anhaltendem Stress schwindet die Nebennierenfunktion nach und nach, was sich unter anderem in Morgenmüdigkeit auswirkt. Die Nebenniere ermüdet. Statistiken zufolge erleidet die Mehrheit der Erwachsenen in der westlichen Welt mindestens einmal im Leben eine Nebennierenermüdung in unterschiedlich starker Ausprägung.

Das Himalaya-Salz in Kombination mit dem Limettensaft verstärkt den Effekt, da der Saft den Säure-Basen-Haushalt positiv beeinflusst. Er schmeckt zwar sauer, wird jedoch basisch verstoffwechselt. Das Trinken dieses Mixes ist einer der einfachsten Tricks, die Nebenniere zu stärken und das Energielevel zu steigern. Das Rezept lautet wie folgt:

- ¼ Teelöffel Himalaya-Salz – oder jedes andere Natur-salz, das eine Farbe hat, wie keltisches Meersalz aus der Bretagne oder schwarzes Lava-Salz aus Hawaii. Natursalz hat in dieser Form keinen negativen Effekt auf den Blutdruck, im Gegensatz zu raffiniertem Salz.

- Ein Schuss bzw. ein Esslöffel Limettensaft, frisch oder aus einer Glasflasche. PET-Flaschen sind häufig unter anderem mit Bisphenol A belastet, welches sich nega-tiv auf die Gesundheit auswirkt. Der Limettensaft ist ideal, um den pH-Wert, der nachts absinkt, morgens wieder auf ein Optimum zu bringen. Das gibt allen Enzymen zur Energieproduktion die Möglichkeit, wie vorgesehen zu arbeiten.

- Ein Glas Wasser.

- Mische alles und trinke es morgens direkt nach dem Aufstehen. Für einen optimalen Start in den Tag und mehr Energie im Training.

2. EIN GUTES FRÜHSTÜCK IST DER BESTE START IN DEN TAG

Müsli gilt als klassische gesunde Variante, etwas vom Bäcker dagegen als die schnelle im Vorbeigehen. Nur am Wochenende ist Zeit für ein Ei. Doch ist Müsli wirklich so gesund? Und ist ein süßes Stückchen vom Bäcker tatsäch-lich die einzige schnelle Lösung?

Immer wieder wird empfohlen, Kohlenhydrate, wie Müsli oder Vollkornbrot, als Energielieferant zum Frühstück zu

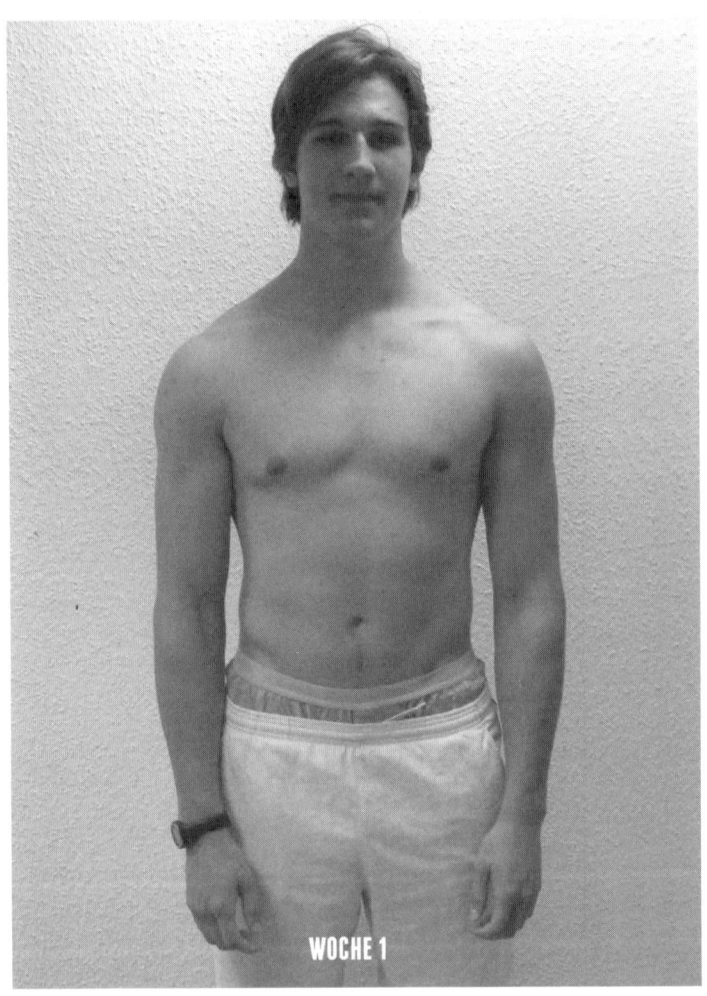

WOCHE 1

2,5 Wochen vor der U18-Rugby-Europameisterschaft 2012 in Madrid ist **Frederick Luethcke (18)** pünktlich in Topform. Erfolg in Zahlen: Juli 2011 93,7 kg, 12,9 Prozent Körperfett. März 2012 103,5 kg, 8,3 Prozent Körperfett. Magermasse +13,6 kg. Langhantel-Kniebeugen:

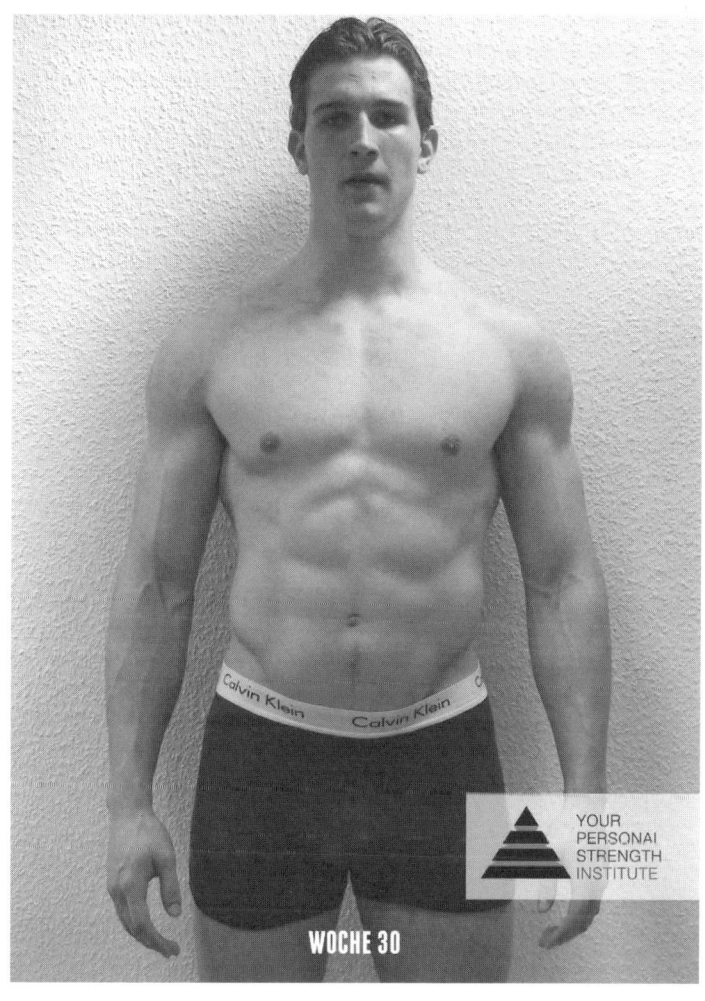

WOCHE 30

YOUR PERSONAL STRENGTH INSTITUTE

200 kg für eine Wiederholung. Langhantel-Flachbankdrücken mit schulterbreitem Griff – 150kg für eine Wiederholung. Sieben Monate – viel Essen, harte Arbeit und schwere Workouts ...

essen. Doch den oft nachteiligen Effekt von Kohlenhydrate beweist der Teller Nudeln zum Mittagessen – wir fallen anschließend in das Mittagsloch. Kohlenhydrate erhöhen den Blutzuckerspiegel, in der Folge erhöht sich das Serotoninlevel im Gehirn. Serotonin ist der Neurotransmitter für Entspannung und Wohlbefinden, überträgt also diese Information zwischen den Nervenzellen und löst Müdigkeit aus. Das macht Kohlenhydrate ideal für das Abendessen. Am Tage gehören sie damit jedoch nicht auf den Teller.

Auch wer als Diät abends auf Kohlenhydrate verzichtet und sie stattdessen zum Frühstück isst, wird langfristig nicht sein Gewicht und Körperfett reduzieren, sondern sein Energielevel.

Ausgezeichnete Frühstücksoptionen ohne viele Kohlenhydrate sind hingegen:

- Carpaccio vom Rind mit Olivenöl und Meersalz

- Geräucherter Lachs und Avocado

- Rührei mit Kaviar

- Steak und Macadamias

- Burger aus Kalbfleisch mit Feta

- Forellenfilet und Pinienkerne

Jede andere Kombination aus hochwertigem tierischem Protein und gesunden Fetten ist ebenfalls möglich.

Bei allen meinen Kunden habe ich eine Gemeinsamkeit festgestellt: Ohne Ausnahme brachte die neue Art zu frühstücken einen Energieschub im Alltag. Deshalb frage ich bei der Beratung neuer YPSI-Kunden immer zuerst nach dem Frühstück. Es hat den größten Einfluss auf unsere Leistungsfähigkeit.

Das ist nur logisch, denn die erste Nahrungsaufnahme bestimmt den Neurotransmitter-Haushalt – und damit die geistige Leistungsfähigkeit für den kompletten Tag. Dieses Frühstück erhöht Dopamin und Acetylcholin, die Neurotransmitter, die für Energie, Leistungsfähigkeit, Aufmerksamkeit und Drive zuständig sind.

3. LASS DEINEN VITAMIN-D-LEVEL TESTEN

Ein optimaler Vitamin-D-Level ist sehr entscheidend, denn Vitamin D ist der Weg, auf dem die Sonne biochemisch im Körper ihre Aufgaben erfüllt. Sonne, und damit Vitamin D, ist essenziell für den Menschen. Jede Zelle im Körper wird direkt oder indirekt von Vitamin D beeinflusst. Vitamin D ist entscheidend für Schlaf, Entgiftung, Regeneration, die Produktion von DHEA und Testosteron, geistige Leistungsfähigkeit und vieles mehr. Es wird unter der Haut durch Sonneneinstrahlung produziert. Doch kein Europäer, der nördlich von Lissabon wohnt, bekommt genug Sonnenstunden im Jahr, um das Vitamin-D-Level auf ein Optimum zu bringen.

Deshalb empfehle ich, das Level mit einem Labortest testen zu lassen und basierend auf dem Ergebnis zusätzlich mit Vitamin D zu supplementieren. Optimiere deinen Vitamin-D-Spiegel für maximale Fortschritte bei Körperfettabbau und Muskelaufbau durch die Supplementierung mit Vitamin D3.

4. BUCHHALTUNG IST ENTSCHEIDEND

Wie Managementexperte Peter Drucker sagt: »**What gets measured, gets managed**«. Im YPSI wird bei jedem Kunden jeder Satz mit Wiederholungen und Gewicht im Training notiert, sodass wir einen genauen Überblick erhalten über seine Progression innerhalb einer Trainingseinheit, von Trainingseinheit zu Trainingseinheit und den Fortschritt der einzelnen Übungen zueinander.

Zudem nutzen wir die Messung von 13 Hautfalten als Erfolgsbuchhaltung, und zum Assessment des Hormonhaushalts. Zum einen ist die Messung der Hautfalten mit einer Zange, die auf 0,1 mm genau die Hautfaltendicke feststellt, ein ausgezeichneter Indikator für den prozentualen Körperfettanteil. Denn fast alles an Körperfett wird unter der Haut gespeichert. So errechnet sich aus der Summe der 13 Hautfalten der prozentuale Körperfettanteil und damit in Relation zum Körpergewicht auch die Magermasse.

Zum anderen gibt uns die Messung der Hautfaltendicke und des Körperfetts an 13 Stellen einen genauen Überblick über die Körperfettverteilung. Körperfettverteilung ist nicht willkürlich, sondern wird primär vom Hormonhaushalt bestimmt. Mit der Messung der 13 Hautfalten können wir so Rückschlüsse auf den Hormonhaushalt ziehen. Da der Hormonhaushalt viele Funktionen im Körper steuert, gibt uns die Hautfaltenmessung eine erste Antwort auf folgende Fragen:

- Wie tief ist der Schlaf?

- Wie gut funktioniert die Regeneration?

- Wie hoch ist das Testosteronlevel?

- In welchem Tempo geschieht der Stoffwechsel?

- Wie hoch sind das Stressmangement und das Energielevel, insbesondere am Morgen?

- Wie hoch ist die genetische Kohlenhydrattoleranz? Wie gut kann der Körper also Kohlenhydrate verwerten?

- Wie hoch ist die aktuelle Kohlenhydrattoleranz?

Die Hautfaltenmessung gibt außerdem noch Auskunft über einige weitere Punkte. Dies ermöglicht uns, Training, Ernährung und Supplemente noch individueller zu steuern. Wir messen die Hautfalten unserer Athleten und Kunden alle drei bis vier Wochen, um so konstant Veränderungen und Fortschritt dokumentieren zu können.

Lass deine Hautfalten messen – für einen messbaren Fortschritt und mehr Motivation.

5. ACHTE AUF QUALITÄT

Beim Training, beim Essen und im Alltag. Qualität beim Training definiert sich beispielsweise durch kontrollierte Wiederholungen über den kompletten Bewegungsradius. Beim Klimmzug zum Beispiel beginnt und endet die Wiederholung mit komplett gestreckten Ellbogen, und am Umkehrpunkt berührt die vordere Schulter die Klimmzugstange. Bei den Kniebeugen gehen wir so tief in die Hocke, bis der hintere Oberschenkel die Wade komplett bedeckt. Beim Bankdrücken berührt die Langhantel bei jeder Wiederholung die Brust, und der Ellbogen wird oben stets komplett gestreckt.

Beim Essen schmeckt man Qualität. Ob Steak, Lachs oder Gemüse, Geschmack bestimmt Qualität, und Qualität bestimmt Geschmack.

Das Gleiche gilt für den Alltag, die Orte, an denen wir uns bewegen, und die Menschen, mit denen wir uns umgeben. So musst du auch bei der Wahl deines Trainers und deiner Trainingspartner großen Wert auf Qualität legen. Du willst mehr Fortschritt und Erfolg – lege großen Wert auf hohe Qualität.

6. DIE 5 PERSONEN, MIT DENEN DU DIE MEISTE ZEIT VERBRINGST, HABEN DEN GRÖSSTEN EINFLUSS AUF DICH

Dieses Zitat wurde von vielen Personen in vielen Variationen verwendet. Die Grundaussage ist immer identisch: Wähle dein Umfeld mit Bedacht. Du willst mehr Drive und Motivation für dein Training? Umgib dich mit Personen, die Drive und Motivation für ihr Training haben. Beides ist ansteckend und wird auch dich in deinem Training voranbringen.

7. MAGNESIUM IST WICHTIG

Magnesium übernimmt viele wichtige Aufgaben im Körper. Es trägt zur Verringerung von Müdigkeit und Ermüdung, zum Elektrolytgleichgewicht, zu einem normalen Energiestoffwechsel, zur normalen Funktion des Nervensystems, zu einer normalen Muskelfunktion, zu einer normalen Proteinsynthese sowie zum Erhalt normaler Knochen und Zähne bei und hat eine wichtige Funktion bei der Zellteilung.

Magnesium ist damit eines der wichtigsten Mineralien. Aufgrund der oben genannten Aufgaben ist Magnesium eines der zentralen Nahrungsergänzungsmittel (engl. Supplements), die wir im YPSI mit unseren Kunden und Athleten verwenden. Verschiedene Formen von Magnesium, die wir rotieren, sind einer der drei festen Bestandteile der YPSI Supplement Protokolle

8. DAS WICHTIGSTE GESPRÄCH IN DEINEM LEBEN IST DAS GESPRÄCH MIT DIR SELBST

Wer sich selbst Dinge sagt wie »Ich will das, ich kann das, ich schaffe das – selbst wenn es nicht leicht ist«, bei dem geht es meistens vorwärts. Man spricht hier von der sogenannten Selbstwirksamkeit. Das ist der Glaube daran, aufgrund eigener Kompetenzen gewünschte Handlungen erfolgreich selbst ausführen zu können. Hohe Selbstwirksamkeit und Effektivität des Immunsystems korrelieren miteinander. Dies wurde mittlerweile wissenschaftlich nachgewiesen. Louis Pasteur beobachtete dies 1878 zum ersten Mal. Seit 1974 ist dies unter dem Überbegriff Psychoneuroimmunologie ein eigenes medizinisches Forschungsgebiet. Die Psychoneuroimmunologie beschäftigt sich mit dem Zusammenwirken von Gedanken, Gefühlen und der körperlichen Gesundheit. Sie erforscht, welchen Effekt die Botenstoffe des Nervensystems auf Hormonhaushalt und Immunsystem haben und umgekehrt.

Da unser Gehirn und unsere Körperabwehr über biochemische Botenstoffe miteinander kommunizieren, hat auch eine negativ eingestellte Psyche Einfluss auf unsere Gesundheit. Wer sich ständig einredet »Ich bin fett, ich kann das nicht. Ich bin schwach, das wird sowieso nichts. Es geht nicht voran«, bei dem ist es auch so. Es wurde festgestellt, dass wenn negative Gefühle vorherrschen, die Aktivität des Immunsystems eingeschränkt ist. Je stärker jedoch dein Immunsystem, desto besser deine Regeneration und desto nachhaltiger der Trainingsfortschritt.

Jeder Mensch spricht mit sich selbst. Und jeder Mensch wiederholt dabei bestimmte Aussagen. Wähle deine Worte genau, sodass sie mit deinen Zielen im Einklang stehen.

9. KONSTANZ IST DER SCHLÜSSEL ZUM ERFOLG

Du möchtest Erfolg im Business, dann musst du konstant Arbeit reinstecken. Du willst dein eigenes »Before'n'After Transformations-Bild«, das eindrucksvoll zeigt, welchen Fortschritt du in den letzten Monaten erreicht hast. Du willst dich für die Olympischen Spiele qualifizieren oder willst Weltmeister werden, dann musst du konstant zum Training gehen, konstant essen, konstant die richtigen Supplemente einnehmen, konstant früh ins Bett gehen und gut schlafen.

Wenn du besser werden willst, dann musst du konstant Dinge suchen und tun, die dich weiterbringen. Das Schlüsselwort ist »Konstanz«. Du kannst dich nicht schlafen legen in der Hoffnung, dass morgen alles anders ist. Entscheidend sind nicht die kommenden zwei Wochen, sondern die nächsten sechs Monate. Nichts geht von Heute auf Morgen. Der Schlüssel zum Erfolg ist Konstanz.

10. DENK DARAN: »ES GIBT IMMER EINE LÖSUNG!«

Sicherlich ein Zitat, das sich einfacher anhört, als es ist. Egal, wie die Situation und was das Problem ist, es gibt immer eine Lösung. Manchmal liegt die Lösung auf der Hand. Manchmal muss man etwas länger danach suchen. Manchmal ist die Lösung, sich den kompetenten Rat eines Experten einzuholen.

Das passende Mindset dafür wurde von Dr. Carol Dweck, einer Psychologieprofessorin der Stanford-Universität, als Growth Mindset definiert und steht für eine Einstellung und Denkweise, für die jegliche Entwicklung in allen Bereichen möglich und wichtig ist.

Denn es gibt immer eine Lösung.

TRAINING

Progression, die kontrollierte und messbare Überbelastung, ist für Erfolg im Training entscheidend.

Aus sportlicher Sicht gibt es zwei Arten von Training: die der technischen Komponente des Sports und die der körperlichen Komponente.

Die technische Komponente ist immer sportspezifisch. Wer im Radfahren besser werden will, muss Rad fahren. Wer schneller oder länger laufen will, muss laufen. Wer einen Fußball stärker, weiter und genauer spielen will, muss mit dem Ball arbeiten.

Für das Training der körperlichen Komponente ist Krafttraining die erste Wahl. Denn keine andere Art von Training erlaubt ein solches Maß an Struktur und Progression in einem kontrollierten Umfeld. Bei keinem anderen Training ist es möglich, in jeder einzelnen Trainingseinheit klaren, messbaren Erfolg zu erzielen. Gleichzeitig wird mit progressivem Widerstand daran gearbeitet, das Gewebe und die Muskulatur dazu zu trainieren, mehr und höhere Kräfte zu absorbieren und abzugeben und so Stabilität, Muskelmasse und Maximalkraft sowie Sprintschnelligkeit und Sprungkraft zu optimieren. Gleichzeitig wird damit erreicht, Gelenke über einen großen bis vollen Bewegungsradius zu bewegen, was der einfachste Weg ist, Flexibilität, Mobilität und Stabilität zu optimieren und zu erhalten.

Krafttraining ist sportartenübergreifend und das einzige Training, das jeder Athlet unabhängig von Sport und Ziel in seinen Trainingsalltag integrieren sollte, um die körperliche Komponente zu trainieren und so eine stabile und nachhaltige Basis für das Training der technischen Komponente zu schaffen.

Für Progression im Krafttraining sind primär die Spannung auf und der Schaden an der Muskulatur entscheidend. Denn nur wenn die Muskelfasern beim Training durch hohe Spannung »beschädigt« werden, sind der Muskel und das Nervensystem gezwungen zu adaptieren. Dabei spreche ich nicht von starken Muskelverletzungen, sondern von mikroskopisch kleinen Rissen, die primär durch Spannung und Trainingsumfang entstehen. Diese Risse werden vom Körper durch die Bildung neuer Muskelfasern repariert. Neben der Anpassung der Muskulatur findet auch eine Adaption des Nervensystems statt, das lernt, Muskelfasern stärker, häufiger und schneller zu rekrutieren. Beim Krafttraining findet also beides statt, das Training von Muskulatur und Nervensystem.

Da das Training der sportspezifischen Komponente außerhalb meiner Expertise liegt, widmen wir uns im Trainingsteil dieses Buchs primär meinem Spezialgebiet, dem Training der körperlichen Komponente – mittels Krafttraining.

11. BEWEGUNGSRADIUS UND VARIATION SIND ENTSCHEIDEND

Zwei der wichtigsten Faktoren für einen maximalen und nachhaltigen Trainingseffekt sind, den kompletten Bewegungsradius einer Übung auszunutzen und Übungen regelmäßig zu variieren. Durch einen größeren Bewegungsradius wird mehr Muskulatur beansprucht, damit ermüdet und kontrolliert verletzt. Das Ergebnis: mehr

Muskelschaden. Mehr Schaden ist Basis für mehr Muskelmasse und mehr Kraftzuwachs. Der regelmäßige Wechsel des Trainingsplans – also Variation von Übungen, des Griffs, des Tempos und des Satz- und Wiederholungsschemas – ist der einfachste Weg, ein Plateau zu vermeiden, und ermöglicht somit konstanten und nachhaltigen Fortschritt.

12. PERIODISIERE DEIN TRAINING FÜR KONSTANTEN FORTSCHRITT

Periodisierung ist die zyklische Aufteilung des Trainingsprogramms in einzelne Trainingsphasen zur Maximierung des Trainingserfolgs.

Periodisierung bedeutet nichts anderes, als regelmäßig sein Trainingsprogramm und die einzelnen Trainingsparameter, wie Wiederholungen, Sätze, Tempo und Pause, zu variieren, um konstanten Fortschritt zu ermöglichen.

Periodisierung, wie wir sie heute praktizieren, hat ihren Ursprung in der russischen Sportwissenschaft der 1960er-Jahre. Hier ein kurzer Überblick über die verschiedenen Formen der Periodisierung:

Lineare Periodisierung: Die erste Form der Periodisierung, bei der sich gleichmäßig hohes Volumen (Gesamtwiederholungen) und geringe Intensität (Gewicht in Relation zum Maximalgewicht) in geringes Volumen mit hoher Intensität verändern. Primäre Nachteile sind die Ausrichtung auf einen bestimmten Termin/Wettkampf und der Detrainingseffekt – der Verlust der durch Training gesteigerten Leistung der einzelnen Kraftqualitäten.

Wellenförmige Periodisierung (engl. *undulating periodisation*): Bei der wellenförmigen Periodisierung werden Volumen (Akkumulation) und Intensität (Intensivierung) als Stressor abgewechselt. Dies verhindert den Detrainingseffekt und ist ideal für Ganzjahrestraining. Im Fitness- und Personal-Trainings-Bereich ist sie u.a. aus diesem Grund die intelligenteste Lösung, um einen dauerhaften Fortschritt zu erzielen.

Blockperiodisierung: Bei der Blockperiodisierung wird das Trainingsprogramm in mehrwöchige bzw. mehrmonatige Blöcke eingeteilt, in denen das Programm jeweils auf ein bis zwei Ziele ausgerichtet wird. Sie ist ideal für Sportarten mit kurzen Wettkampfphasen und langen Vorbereitungsphasen. So hat zum Beispiel der ehemalige deutsche Bundestrainer im Gewichtheben, Frank Mantek, sehr erfolgreich die Blockperiodisierung angewendet, um Matthias Steiner 2008 in Peking zum Olympiasieg zu führen. Ich selbst habe die Blockperiodisierung unter anderem in meiner Zeit mit dem ungarischen Shorttrack-Speedskating-Nationalteam verwendet, das bei der Europameisterschaft 2011 in Heerenveen in den Niederlanden direkt fünf Medaillen gewonnen hat: die bis dahin erfolgreichste Saison in der Geschichte des ungarischen Verbands.

Konjugierte Periodisierung (engl. *conjugated periodisation*): Ein System, bei dem verschiedene Kraftqualitäten und -bereiche, wie Maximalkraft, Explosivkraft und Hypertrophie, im selben Zyklus trainiert werden. Hauptmerkmal dieser Periodisierung ist, dass die Hauptübungen von Trainingseinheit zu Trainingseinheit variieren. Verbreitet hat sich diese Form der Periodisierung vor allem durch Louie Simmons und seine Westside Barbell Methode. Diese Form der Periodisierung ist ausgezeichnet für sehr fortgeschrittene Athleten und benötigt ein ausgezeichnetes Coaching, um erfolgreich zu sein.

Wer konstanten und nachhaltigen Fortschritt im Training will, muss sein Trainingsprogramm in Zyklen unterteilen und die einzelnen Trainingsparameter und Übungen regelmäßig wechseln. Im YPSI verwenden wir primär wellenförmige Periodisierung und wechseln das Trainingsprogramm alle sechs Trainingseinheiten, um unseren Kunden konstanten Fortschritt zu ermöglichen.

13. VIELE SÄTZE SIND ENTSCHEIDEND FÜR OPTIMALE KRAFTZUWÄCHSE

Stärker zu werden ist vergleichbar mit dem Lernen einer neuen Sprache. Du musst die neuen Worte mehrmals wiederholen, bevor sie dein Gehirn zum Vokabular hinzufügt. Deshalb sind viele Sätze einer Übung entscheidend für einen optimalen Trainingseffekt. Insbesondere für das Nervensystem. Aus neurophysiologischer Sicht ist zu beachten: Je höher die Trainingsintensität, desto geringer die durchschnittliche Wiederholungsanzahl; umso mehr Sätze benötigt man, bis der Motoreinheitenpool komplett ermüdet ist und damit ein optimaler Trainingseffekt erreicht wird. Die Trainingsintensität wird dabei durch das Gewicht bestimmt, das bewegt wird. Je höher das Gewicht am persönlichen Maximum, desto höher die Trainingsintensität. Intensität wird bestimmt durch Spannung der Muskulatur durch hohe Lasten, nicht durch subjektives Empfinden der Anstrengung.

14. DER MUSKEL IST DUMM

Drei Sätze à acht bis zwölf Wiederholungen ist ein Klassiker in Fitnessstudios. Mit sehr geringem Erfolg. Denn was dabei vergessen wird, ist, dass der Muskel dumm ist. Er kann sich selbst nicht zur Kontraktion bringen. Das Nervensystem rekrutiert die Muskelfaser und initiiert so die Muskelkontraktion. Ohne Rekrutierung der Muskelfaser durch das Nervensystem findet keine Muskelkontraktion statt.

Deshalb ist es entscheidend, neben der Muskulatur selbst auch das Nervensystem zu trainieren. Das wird meist komplett vernachlässigt. In einem Wiederholungsbereich von 7–25 Wiederholungen zu trainieren sorgt primär für Anpassungen in der Muskulatur auf Stoffwechselebene, sogenannten metabolen Anpassungen.

Für konstanten Fortschritt ist es entscheidend, auch im Wiederholungsbereich von ein bis sechs Wiederholungen zu arbeiten, um durch höhere Lasten primär das Nervensystem zu trainieren. Dieses Training sorgt für neurale Anpassungen.

Wenn ich im niedrigen Wiederholungsbereich arbeite, muss mein Gehirn mehr Muskelfasern rekrutieren, damit ich das »schwere« Gewicht bewegen kann. Je häufiger ich das mache, desto mehr Muskelfasern kann mein Gehirn rekrutieren, desto mehr Gewicht kann ich bewegen. Mehr bewegtes Gewicht bedeutet einen größeren Reiz für die Muskulatur, also werde ich stärker und baue Muskeln auf – auch im niedrigen Wiederholungsbereich. Metabole und neurale Anpassungen sind entscheidend für konstanten Fortschritt im Training. Der Hauptfokus liegt bei mir primär auf den neuralen Anpassungen, da diese ein vielfach größeres Potenzial haben als metabole Anpassungen.

15. VARIIERE DEINE TRAININGSFREQUENZ

Trainiere jede Muskelgruppe alle drei bis fünf Tage anstatt einmal pro Woche. Eine höhere Frequenz führt zu mehr Muskel- und Kraftaufbau.

16. DU BIST EIN MANN UND HAST WENIGER ALS 10 PROZENT KÖRPERFETT?

Trinke 0,5 g Protein pro kg Körpergewicht und 2 bis 4 g Maltodextrin in Wasser pro kg Körpergewicht nach dem Training – für eine schnellere Regeneration und mehr Muskelmasse.

17. DU BIST EIN MANN UND HAST MEHR ALS 10 PROZENT KÖRPERFETT?

Trinke 0,5 bis 1 g Protein in Wasser pro kg Körpergewicht nach dem Training – für eine schnellere Regeneration, mehr Muskelmasse und schnelleren Fettabbau.

18. DU BIST EINE FRAU, HAST WENIGER ALS 16 PROZENT KÖRPERFETT UND MÖCHTEST MUSKELMASSE AUFBAUEN?

Trinke 0,5 g Molkeprotein in Wasser pro kg Körpergewicht und iss ein bis zwei Stücke Obst wie Apfel, Birne oder eine Schale Beeren nach dem Training – für eine schnellere Regeneration und mehr Muskelmasse.

19. DU BIST EINE FRAU UND MÖCHTEST PRIMÄR FETT ABBAUEN?

Trink 10 g Aminosäuren in Wasser pro 25 kg Körpergewicht nach dem Training – für eine schnellere Regeneration und schnelleren Fettabbau.

20. VARIATION IST ENTSCHEIDEND

Ändere dein Trainingsprogramm alle sechs Trainingsein-heiten, denn Abwechslung ist der Schlüssel für konstan-ten Fortschritt.

21. MACHE KNIEBEUGEN

Die Königsübung. Die Kniebeuge ist eine der wichtigsten Übungen, um die Physis zu verändern. Keine Übung hat einen so großen Einfluss auf den gesamten Körper, was den Hormonhaushalt, das Muskelwachstum, aber auch die Fettreduktion angeht.

Keine Übung erlaubt eine solch hohe Trainingsfrequenz. Jeder der den »YPSI-Kniebeugen-Urlaub« mit drei Einhei-ten Kniebeugen am Tag an sechs Tagen in Folge oder den YPSI-Kniebeugen-Tag mit zehn Einheiten an einem Tag gemacht hat, kann dies nachvollziehen. Eine solch hohe Trainingsfrequenz erlaubt sehr schnelle Fortschritte. Es ist üblich, während eines Kniebeugen-Urlaubs vier und mehr Kilogramm Magermasse bei verringertem Körper-fettanteil in einer Woche aufzubauen.

Wer sich also verändern will, der macht Kniebeugen.

Langhantel-Kniebeugen sind die beste Übung für mehr Fortschritt in Muskelaufbau, Fettabbau, Maximalkraft-aufbau und Flexibilität. Sie stehen auch in hoher Korrelation mit der Sprintschnelligkeit von 0 bis 30 m und der Sprungkraft. Je stärker du bei Kniebeugen wirst, desto größer der gesamte Fortschritt, desto schneller kannst du sprinten, und desto höher kannst du springen.

22. DER WICHTIGSTE KLIMMZUG-TIPP

Beginne jede Wiederholung mit komplett gestreckten Ellbogen und hängenden Schultern. Zieh dich komplett nach oben, bis deine vordere Schulter die Klimmzugstange berührt und lass dich dann kontrolliert und langsam – etwa während eines Zeitraums von vier bis fünf Sekunden – ab.

23. QUALITÄT VOR QUANTITÄT

Eine Trainingseinheit sollte nie länger als 60 Minuten dauern, um ein perfektes hormonelles Umfeld zu gewährleisten und damit optimale Fortschritte zu erzielen.

24. SUCHE DIR GUTE TRAININGSPARTNER

Du bist der Durchschnitt der fünf Menschen, mit denen du die meiste Zeit verbringst. Deine Zuwächse und Fortschritte sind der Durchschnitt aus den Zuwächsen und Fortschritten der fünf Trainingspartner, mit denen du die meiste Zeit trainierst. Wähle deine Trainingsgesellschaft daher mit Bedacht und umgib dich mit Menschen, die motiviert im Training sind.

25. DER EXZENTRISCHE TEIL DER WIEDERHOLUNG MACHT'S

Kontrolliere immer den exzentrischen Teil jeder Wiederholung – das Ablassen des Gewichts –, wenn optimale Fortschritte bei Kraft- und Muskelaufbau dein Ziel sind. Denn der exzentrische Teil der Wiederholung ist primär verantwortlich für Muskelaufbau und Kraftzuwachs.

26. MACH STRETCHING

Du bist immer unter Spannung? Mach Stretching. Das Buch *Stretch to Win* ist ein Anfang, ein Termin bei einem Fascial-Stretch-Experten, wie meiner Schwester Katharina Unsöld, ein noch besserer Weg.

27. DER BESTE TIPP ZUM THEMA BANKDRÜCKEN

Halte die Ellbogen nahe am Torso. Ein Winkel von ca. 42° ist der natürlichste und damit gesündeste und effektivste Winkel von Oberarmknochen zu Torso.

28. TRINK EINEN POST-WORKOUT-SHAKE

Bei uns im YPSI bekommt jeder Kunde nach dem Training einen Shake, um Muskelkater zu minimieren und die Regeneration zu maximieren. Im Ernährungsteil dieses Buchs findest du ein detailliertes Rezept für einen Post-Workout-Shake.

29. TRINKE WASSER UND ELEKTROLYTE WÄHREND DES TRAININGS

Laut einer Studie aus dem Jahr 2008 führen 3 Prozent Wasserverlust durch Schwitzen zu einem Kraftverlust in Höhe von bis zu 19 Prozent Ein optimaler Wasser-Elektrolyt-Haushalt ist somit entscheidend für maximale Fortschritte im Training.

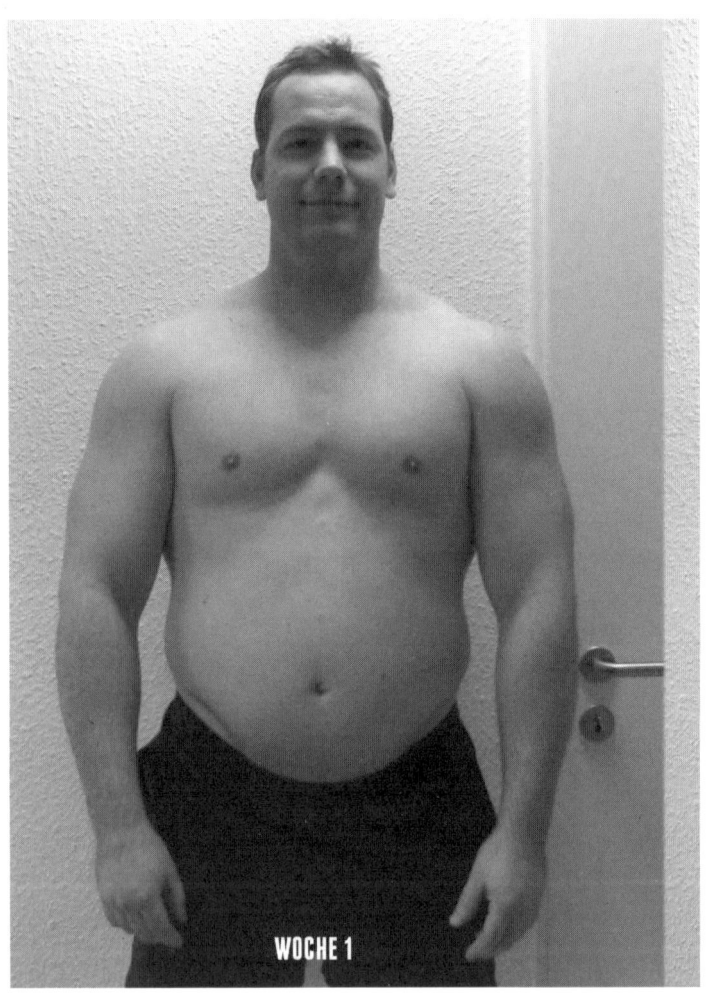

WOCHE 1

Der zwölffache österreichische Staatsmeister im Kugelstoßen **Martin Gratzer** flog zwei Jahre lang alle vier bis acht Wochen, je nach Trainingsphase, nach Stuttgart für einen Besuch im YPSI, um seinen Trainings- und Ernährungsplan zu optimieren. Ziel: Maximierung der Leistung und Weite im Kugelstoßen. Nachdem er neue Bestleistungen aufgestellt hatte, beendete er am Ende der Hallensaison

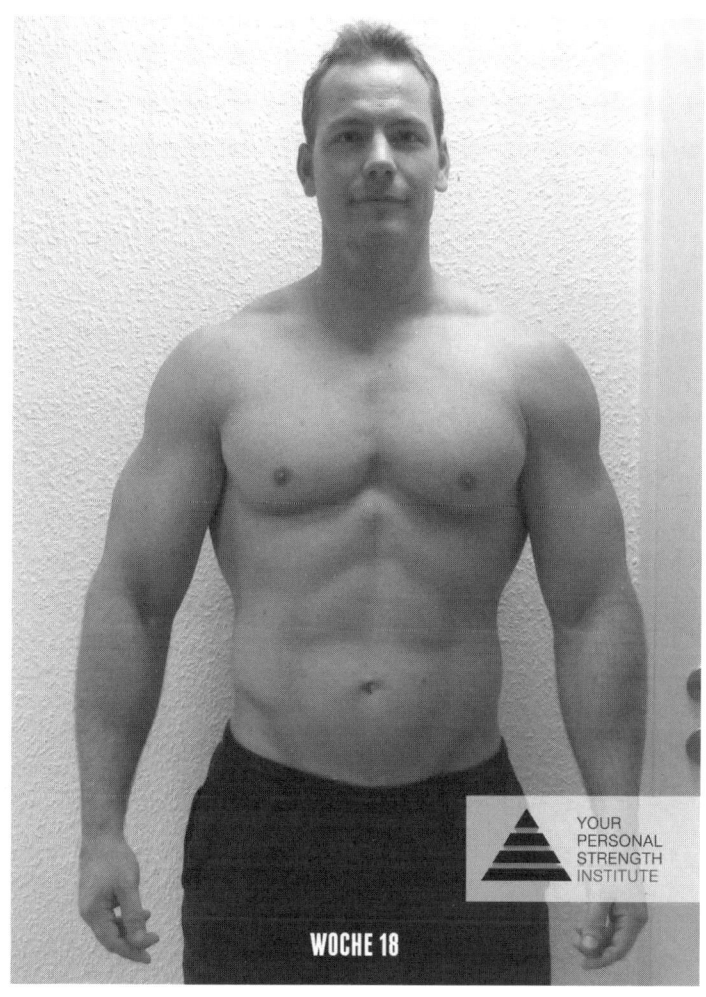

WOCHE 18

2014 seine aktive Wettkampfkarriere. Danach definierte er sein Ziel neu: in die beste Form seines Lebens zu kommen. Aktueller Stand: Ziel erreicht. Erfolg in Zahlen nach 4,5 Monaten: Körperfettanteil von 22,4 Prozent auf 9,2 Prozent und Körpergewicht von 121,1 kg auf 103,1 kg.

30. TRAINIERE DRAUSSEN

Bei Intervalleinheiten ziehe Wald und Wiese dem Laufband vor. Ein grünes Umfeld steigert nachweislich die Regeneration des Gehirns und verbessert den Schlaf.

31. MACHE BEINCURLS

Beincurls sind eine vernachlässigte Übung zur Optimierung von Kniestabilität, Kraftzuwächsen beim Beintraining und zur Steigerung von Sprintschnelligkeit und Sprungkraft. Integriere Beincurls regelmäßig in deinen Trainingsplan. Da der Beinbizeps als Kniebeuger primär Fast-Twitch-dominant ist, empfehle ich maximal acht Wiederholungen pro Satz. Wenn dein Beinbizeps in den ersten Trainingseinheiten mit Beincurls krampft, ist die schnellste Lösung, zwischen den Sätzen den Quadrizeps, insbesondere den Rectus femoris, zu stretchen.

32. TRINKE DOPPELTEN ESPRESSO

Ein doppelter Espresso vor dem Training ist ein einfacher Weg, den Neurotransmitter Dopamin zu erhöhen. Dopamin steigert deinen Trainings-Drive, insbesondere bei hochintensiven Belastungen.

33. NIMM KALIUMCITRAT

Verwende Kaliumcitrat in deinem Post-Workout-Shake, um deinen Flüssigkeits- und Säure-Basen-Haushalt und damit deine Regeneration, Fettabbau und Muskelaufbau zu optimieren.

34. POST-WORKOUT-SMOOTHIE

Dein Weg von der letzten Übung des Trainings bis zu einem Mixer ist kürzer als fünf Minuten? Mach aus deinem Post-Workout-Shake einen Post-Workout-Smoothie, indem du zu den üblichen Zutaten wie Proteinpulver einige Hände Tiefkühl-Himbeeren hinzufügst. Die Beeren sind reich an Antioxidantien, optimieren deinen Säure-Basen-Haushalt und maximieren deine Regeneration, insbesondere nach Trainingseinheiten mit einer Durchschnittswiederholung von weniger als sechs Wiederholungen pro Satz.

35. LIES DICH SCHLAU

Das Training des Nervensystems ist entscheidend für maximale Fortschritte im Krafttraining – der YPSI-Buchtipp: *Sport macht schlau* von Frieder Beck.

36. NIMM NOOTROPICS

Du willst deinen Trainings-Drive erhöhen? Vermeide klassische Booster, um Stressmanagement und Bauchfalte niedrig zu halten. Die beste Alternative sind Nootropics, die die körperliche und geistige Leistungsfähigkeit steigern, ohne die Nebenniere zu sehr zu belasten. 1200 mg Alpha GPC und 300 mg Bacopa Monnieri boosten deinen neuralen Drive und damit deine Trainingsleistung.

37. VERWENDE KREATIN, UM DEINE TRAININGS-LEISTUNG ZU VERBESSERN

Im YPSI empfehlen wir Creapure und Kreatin HCL in folgenden Dosierungen für maximale Fortschritte: Creapure: 0,2 g pro kg Körpergewicht nach jedem Training. Kreatin HCL: 0,1 g pro kg Körpergewicht pro Tag mit den Mahlzeiten auf mehrere Dosierungen verteilt. Kreatin hat den größten Effekt auf Trainingseinheiten im Bereich von 1 bis 6 Wiederholungen.

38. DIE LÖSUNG FÜR LEISTUNGSSTILLSTAND

Du hast deine Trainingsgewichte lange nicht mehr gesteigert und hängst fest? Mach zweimal pro Woche zwölf Sätze á drei Wiederholungen Langhantel-Kreuzheben vom Boden mit schulterbreitem, proniertem Griff über einen Zeitraum von drei Wochen.

39. DIE OPTIMALE LANGHANTEL-KNIEBEUGE

Der wichtigste Faktor für eine optimale Ausführung einer Langhantel-Kniebeuge ist die Ellbogenposition. Der Ellbogen bestimmt die Position des Brustkorbs. Der Brustkorb bestimmt die Position der Wirbelsäule. Halte die Ellbogen immer unter der Langhantel für eine optimale Position des Brustkorbs und damit der Wirbelsäule.

40. ISS VIEL. ISS MEHR!

Du willst Muskelmasse aufbauen? Dann musst du viel essen. Dir fällt es schwer, viel zu essen? Vermutlich limitieren eine einseitige Zubereitung und mangelnde Qualität der Nahrungsmittel deine Bereitschaft hierzu. Für die meisten sind 600 g frisches Rinderhack aus der Unterschale als Burger vom Grill einfacher zu essen als 300 g Pute aus dem Supermarkt in der Pfanne gebraten.

Je höher die Qualität der Lebensmittel und je besser diese schmecken, desto einfacher ist es, viel zu essen. Dies wiederum ist entscheidend, um maximale Muskelmasse in kürzester Zeit aufzubauen. Finde neue Gewürze, Zubereitungsvarianten und Lebensmittel, die dir schmecken, und variiere sie konstant.

41. MACH INTERVALLTRAINING

Intervalltraining ist die effektivste Form von Cardio für Fettabbau, Muskelaufbau und sportspezifische Ausdauer. Ein simples Protokoll zu Beginn sind zehn Intervalle à 60 Sekunden schnelles Joggen und 60 Sekunden Gehen. Teste es!

42. DU HAST SCHON EINIGE ZEIT DEIN GEWICHT BEI KNIEBEUGEN NICHT MEHR GESTEIGERT?

Mach sechs Trainingseinheiten Langhantel-Kniebeugen mit fünf Sätzen à vier bis sechs Wiederholungen mit einem 5050-Tempo. Das bedeutet, das Gewicht fünf Sekunden absenken und fünf Sekunden anheben. Mit diesem Programm wird die Kniebeugenleistung in den folgenden Phasen wieder steigen.

43. TEMPOVARIATION

Du konntest deine Trainingsgewichte lange nicht mehr steigern? Rotiere von Phase zu Phase neben den Übungen, Sätzen und Wiederholungen auch das Tempo – wie 5050, 4014, 8010, 4210. Das vierstellige Tempo gibt die Geschwindigkeit einer Wiederholung pro Abschnitt an. Die erste Zahl ist das

Ablassen, die zweite Zahl die Pause nach dem Ablassen, die dritte Zahl das Anheben und die vierte Zahl die Pause nach dem Anheben. Bei einem 4321 Tempo ist dies: Das Gewicht 4 Sekunden ablassen, 3 Sekunden Pause unten, das Gewicht 2 Sekunden anheben, 1 Sekunden Pause oben und dann die nächste Wiederholung beginnen.

44. NIMM EINEN AMINO-DRINK ZUM TRAINING

Einer der einfachsten Tipps, um mehr Protein aufzunehmen, ist ein Amino-Drink zum Training. Im YPSI verwenden wir unseren YPSI AminoElektrolytKomplex, bestehend aus zwölf Aminosäuren inklusive BCAA und EAAs, sowie sechs Elektrolyten. 10 bis 40 g in Wasser aufgelöst sind zum Training ideal.

45. FÜGE DEINEM KAFFEE EINEN TEELÖFFEL KOKOSÖL HINZU

Die Vorteile von Kokosöl, das reich an MCT-Fetten ist, sind vielseitig. Vorab: MCT-Fette sind wasserlösliche Fette, die dem Körper schneller zur Verfügung stehen als solche, die erst verdaut werden müssen (LCT-Fette). Die mittelkettigen MCT-Fette kommen vornehmlich in tropischen

Lebensmitteln vor und werden über eine herkömmliche Mischkost oft nicht ausreichend aufgenommen.

Neben dem Effekt der Steigerung der Immunabwehr ist MCT-Fett wie Kokosöl auch ausgezeichnet für die Darmgesundheit und damit den Abbau von Körperfett und der Regeneration nach dem Training.

46. MACH 25 SÄTZE BEINPRESSE

Du suchst etwas Neues für dein Beintraining? Mach 25 Sätze á zehn Wiederholungen 45°-Beinpresse mit schulterbreiter, tiefer Fußposition und 90 Sekunde Pause zwischen den Sätzen.

47. DU WILLST DEINE LEISTUNG BEI KLIMMZÜGEN STEIGERN?

Nutze den maximalen Bewegungsradius. Jeder Klimmzug beginnt mit vollständig gestreckten Ellbogen und endet, wenn das Kinn komplett über der Stange ist. Das sorgt dafür, dass deine Schultern gesund bleiben, und aktiviert mehr Muskulatur.

48. DU WILLST DEINE LEISTUNG BEI KLIMMZÜGEN WEITER STEIGERN?

Lass dich langsam ab. Langsames Ablassen ist entscheidend. Es vervielfacht den Trainingseffekt und ist einer der am meisten unterschätzten Faktoren für schnelle und messbare Erfolge in puncto Kraftzuwachs bei Klimmzügen. Bei Klimmzügen ist ein exzentrisches Tempo von bis zu 30 Sekunden möglich. Das bedeutet, du machst eine Wiederholung, bei der du dich nach oben ziehst und dich dann 30 Sekunden ablässt.

49. DU WILLST DEINE LEISTUNG BEI KLIMMZÜGEN NOCH WEITER STEIGERN?

Variiere den Griff bei den Klimmzügen regelmäßig. Bei allen YPSI-Kunden wechseln wir die Klimmzugvariante alle sechs Workouts. Warum? Weil regelmäßige Variation einer der einfachsten Wege ist, einem Plateau vorzubeugen und optimale Erfolge zu sichern.

50. KAU KEINEN KAUGUMMI

Von allen Tipps, die ich regelmäßig meinen Kunden gebe, um ihren Erfolg zu maximieren, ist der folgende der, welcher am häufigsten zu überraschten Gesichtern führt: Kau keinen Kaugummi.

Warum nicht?

Zum einen wegen der neurochemischen Reaktion. Unabhängig davon, ob der Kaugummi zuckerfrei ist oder nicht, beeinflusst er den Blutzuckerspiegel und Hormone wie Insulin und Cortisol, die diesen regulieren. Der süße Geschmack ist entscheidend. Was beim Genuss entsteht, ist eine neurochemische Reaktion. Schmecken wir süß, stellt unser Gehirn den Körper darauf ein, dass Zucker im Magen, Darm sowie im Blut ankommt. Zucker nur zu schmecken hat zwar einen geringeren Einfluss, als tatsächlich Zucker zu essen, ist jedoch meiner Erfahrung nach dennoch nicht zu vernachlässigen. Denn aus empirischer Sicht reicht süß zu schmecken oftmals aus, um Fortschritte beim Fettabbau – insbesondere im Hüft- und Bauchbereich – zu verlangsamen. Übrigens: Das Gleiche gilt für Diät/Zero-Getränke. Sie können nachweislich den Körperfettanteil erhöhen sowie Bauch- und Hüftfalte wachsen lassen.

Der Verdauungstrakt wird aktiviert. Durch den süßen Geschmack und das Kauen wird der Speichelfluss angeregt. Das ist der erste Schritt des Verdauungsprozesses. Die Verdauung anzuregen hat einen Effekt auf unser autonomes Nervensystem. Es senkt die Aktivität des Sympathikus und aktiviert den Parasympathikus. Das heißt, es fährt unseren Körper herunter und entspannt uns, vergleichbar in etwa mit dem Standby-Modus eines Computers. Wir kennen das sicher alle nach einem größeren Mittagessen und dem folgenden Energieloch. Entspannung ist wichtig, vor allem am Abend. Insbesondere tagsüber sowie vor und während Trainingseinheiten schränkt Entspannung jedoch die Leistungsfähigkeit ein.

Kaugummikauen führt zu Verklebungen und Spannung in der Kiefermuskulatur, insbesondere im Masseter, Pterygoiden und Temporalis. Verklebungen und Spannungen in den Muskeln können neben Aufmerksamkeits- und Konzentrationsdefiziten, Migräne und Schlafstörungen auch zu verminderter körperlicher Leistungsfähigkeit führen. Dr. George Goodheart, ein US-amerikanischer Chiropraktiker, der vor über 50 Jahren das Feld der »Angewandten Kinesiologie« (engl. Applied Kinesiology) definierte, stellte unter anderem eine neurologische Verbindung zwischen Muskelleistung der Kiefer- und der Hüftmuskulatur fest. Diese besagt: Je mehr Verspannungen im Kieferbereich, desto mehr Verspannung im Hüftbereich, da das Nervensystem diese beiden Bereiche zum Teil gekoppelt ansteuert. Da beim Krafttraining (insbesondere bei Beinen und unterem Rücken) und bei allen Sportarten, bei denen Laufen, Rennen und Sprinten eine große Rolle spielen, die Hüftmuskulatur entscheidend ist, kann das konstante Kauen von Kaugummi auf diesem Weg die Leistungsfähigkeit verringern und die Verletzungsanfälligkeit erhöhen.

Das kurze Kauen eines Kaugummis hat einen anregenden Effekt auf die geistige Leistungsfähigkeit. Die Nachteile des konstanten Kauens überwiegen diesen Vorteil jedoch.

51. DER KNIEBEUGEN-URLAUB

Du hast eine Woche frei und willst in Bezug auf dein Training das meiste aus ihr herausholen? Mache den Kniebeugen-Urlaub. Ein Urlaub wird mit Ruhe und Erholung in Verbindung gebracht – nicht jedoch in diesem Fall. Dieser Urlaub ist hart. Er besteht aus 18 Trainingseinheiten in sechs Tagen – allesamt alleinig bestehend aus Kniebeugen. Der Kniebeugen-Urlaub ist eine großartige Erfahrung, wenn du in kürzester Zeit deine Kniebeugenleistung verbessern willst.

Die Inspiration für den Kniebeugen-Urlaub kam aus einer der produktivsten Trainingsroutinen, die mein Mentor Strength Coach Charles Poliquin jemals geschrieben hat – der Super-Akkumulationsphase. Das ursprüngliche Programm führt dich durch zwei Workouts pro Tag und wechselt dabei fünf Tage zwischen einem Oberkörper- und Unterkörpertag, gefolgt von zwei Tagen Pause und weiteren fünf Trainingstagen. Das Programm ist eine exzellente Methode, um Masse und Kraft in minimaler Zeit aufzubauen – vorausgesetzt, du hast die Zeit und den Antrieb, dich durch das Programm zu kämpfen.

Auf Charles Rat hin habe ich die Methode erfolgreich mit dem ungarischen Shorttrack-Eisschnelllauf-Nationalteam jedes Jahr im Dezember angewendet. Das Ziel war es, Muskelmasse, Kraft und Explosivität einen Monat vor Start der Wettkampfphase aufzubauen, in welcher das Krafttraining oftmals aufgrund von Reisen von und zu den Weltmeisterschaften aus dem Programm fällt. Die Zuwächse aus dieser Phase helfen den Athleten, die optimale Haltung und Explosivität bis hin zu den letzten und wichtigsten Wettkämpfen der Saison aufrechtzuerhalten.

Der Kniebeugen-Urlaub ist eine modifizierte Variante der Super-Akkumulationsphase, die ich gerne für diejenigen meiner Kunden anwende, die ihre Auszeit dazu nutzen möchten, um große Fortschritte zu machen – speziell im Bereich Kniebeugen.

Wenn du eine Woche Zeit hast und du deine Kniebeugen-technik und dein verwendetes Gewicht in kürzester Zeit verbessern willst, ist dies dein Ansatz. Die durchschnittliche Steigerung in sechs Tagen liegt bei 15 kg und mehr in der Kniebeuge, bei einem Verlust von 1,5 Prozent an Körperfett und bei gleichzeitigem Zugewinn von 3 kg an Magermasse, sowie weitere 15 bis 25 kg in der Kniebeuge im Monat nach dem Kniebeugen-Urlaub – bei konstantem Körperfettanteil und einem Abendessen, das einer Raubtierfütterung gleicht.

DIE STRUKTUR DER WORKOUTS

Workout 1
Langhantel-Kniebeuge mit flachen Fersen, zehn Sätze mit drei Wiederholungen, 5010-Tempo (siehe hierzu Tipp 43), 240 Sekunden Pause.

Workout 2
Langhantel-Kniebeuge mit erhöhten Fersen, sechs Sätze mit vier bis sechs Wiederholungen, 4010-Tempo, 180 Sekunden Pause.

Workout 3
Langhantel-Kniebeuge mit erhöhten Fersen, vier Sätze mit acht bis zwölf Wiederholungen, 3010-Tempo, 180 Sekunden Pause.

Diese drei Workouts werden jeden Tag für sechs Tage in Folge ausgeführt. Ein Beispieltag des Kniebeugen-Urlaubs:

7:00 – Aufstehen und Frühstücken
9:00 – Workout 1
10:00 – PWO-Shake
12:00 – Mittagessen
14:00 – Workout 2
14:45 – PWO-Shake
16:00 – Snack
17:00 – Workout 3
17:30 – PWO-Shake
19:00 – Abendessen
21:00 – Snack
22:00 – Nachtruhe

WICHTIGE HINWEISE FÜR DAS TRAINING:

Gib alles – in jedem einzelnen Workout.
Wähle die Gewichte nicht zu defensiv, wenn du das Optimum aus deinem Kniebeugen-Urlaub herausholen willst. Steigere dich innerhalb jedes Workouts graduell auf einen schweren Satz.

Stehe jeden Tag vor sieben Uhr auf. Wenn du nach sieben Uhr aufstehst, wirst du nicht alle drei Einheiten mit der notwendigen Erholungsphase dazwischen bewältigen können.

Die erste Trainingseinheit beginnt zwei bis drei Stunden nach dem Aufstehen.

Gönn dir drei bis vier Stunden Pause zwischen den Einheiten.

Die dritte Einheit muss vor 18 Uhr beendet sein. Wenn du erst nach 18 Uhr fertig bist, wird das deinen Biorhythmus, deinen Schlaf und deine Erholung beeinflussen und damit deinen Testosteronspiegel sinken lassen. Kurz gesagt: deine Zuwächse limitieren.

Nimm dir nach diesen sechs Tagen für drei bis vier Tage trainingsfrei, um zu pausieren und dich zu erholen. Dann gehst du wieder zu deinem normalen Training über.

INTRAWORKOUT ERNÄHRUNG

Während der Workouts bin ich ein Verfechter der Kombination von Aminosäuren und Elektrolyten – bevorzugt in Form des YPSI AminoElektrolytKomplex.

POST-WORKOUT ERNÄHRUNG

Als Mann mit einem Körperfettanteil unter 10 Prozent oder als Frau mit einem Körperfettanteil unter 16 Prozent und dem Ziel, an Masse zuzunehmen, trinke 0,6 bis 0,8 g Protein und 2 bis 4 g Maltodextrin pro kg Körpergewicht in Wasser gelöst nach jeder Trainingseinheit. Als Mann mit einem Körperfettanteil über 10 Prozent trinke 0,8 bis 1 g Protein per kg Körpergewicht in Wasser gelöst nach jeder Einheit.

Als Frau, die nicht an einer Zunahme der Muskelmasse interessiert ist, nimm die Kombination aus Aminosäuren und Elektrolyten während jedem Workout zu dir und nur nach dem letzten Workout des Tages konsumierst du einen Post-Workout-Shake bestehend aus 0,6 bis 0,8 g Protein pro kg an Körpergewicht in Wasser.

LEBENSMITTEL

Nimm eine Mischung aus einfachen und komplexen Kohlenhydraten zum Abendessen ein- bis eineinhalb Stunden nach dem letzten Workout des Tages zu dir. Es sollte gluten- und laktosefrei sein, um das Entzündungslevel deines Köpers zu minimieren und deine Erholung zu optimieren. Iss zwischen 100 und 250 g an Kohlenhydraten – abhängig von deiner Muskelmasse und dem bewegten Gesamtgewicht, z. B. in Form gebackener Süßkartoffeln, Pommes frites, Quinoa-Salat oder glutenfreien Pancakes mit Rosinen, Apfelmus, Zimt und Ahornsirup.

52. MACH KNIEBEUGEN MIT ERHÖHTEN FERSEN, DENN:

Kniebeugen mit erhöhten Fersen führen zu einer größeren Beanspruchung des Vastus medialis. Die Fersenerhöhung erlaubt den Knien, sich noch weiter vor die Zehen zu bewegen. Das erhöht die Rekrutierung des Vastus medialis. Der Vastus medialis ist entscheidend für die Kniestabilität. Das bedeutet, die Knie über die Zehen zu bewegen wirkt sich positiv auf die Kniestabilität aus und ist ein natürlicher Bewegungsablauf, der im Alltag häufig vorkommt, zum Beispiel beim Treppensteigen.

Die Tiefe der Kniebeuge wird verbessert. Neben der höheren Rekrutierung des Vastus medialis erlaubt die Fersenerhöhung auch einen größeren Bewegungsradius im Kniegelenk und damit eine tiefere Kniebeuge, insbesondere wenn zu Beginn die Sprunggelenksmobilität noch eingeschränkt ist.

Durch die Fersenerhöhung wird der Rücken geringer belastet, der Torso bleibt aufrechter. Dies verringert die Kompression der Lendenwirbelsäule und die Rekrutierung des lumbalen Erector spinae, was insbesondere bei Anfängern ein höheres Trainingsvolumen erlaubt, ohne den unteren Rücken zu schnell zu überlasten.

Insbesondere bei untrainierten Kunden sind zu Beginn Kniebeugen mit erhöhten Fersen eine ausgezeichnete Lösung, um Mobilität und Flexibilität in Sprunggelenk und Hüfte sowie die Kniestablilität zu optimieren.

53. NUTZE GEWICHTHEBER-SCHUHE

Wir empfehlen jedem fortgeschrittenen Sportler Gewichtheberschuhe für Kniebeugen. Der Vorteil von Gewichtheberschuhen ist, neben der leicht erhöhten Ferse, vor allem die verbesserte Stabilität. Gewichtheberschuhe ersetzen jedoch eine Fersenerhöhung durch Scheiben nicht.

54. MACH KNIEBEUGEN MIT FLACHEN FERSEN, DENN:

Flache Fersen führen zu einer höheren Rekrutierung der hinteren Kette. Mit flachen Fersen verringert sich der Bewegungsradius im Kniegelenk und damit die Rekrutierung des Quadrizeps. So wird prozentual weniger Quadrizeps, jedoch mehr Fasern der hinteren Kette – Ercetor spinae, Glutaeus und Beinbizeps – rekrutiert. Dies hat mehrere Vorteile:

Durch die höhere Rekrutierung der hinteren Kette und den geringeren Bewegungsradius im Kniegelenk können bei Kniebeugen ohne erhöhte Fersen höhere Lasten bewegt werden. Das hat auch indirekt auf die Kraftsteigerungen bei allen anderen Übungen einen positiven Effekt (engl. *radiation effect*).

Zudem führen Kniebeugen mit flachen Fersen zu einer verbesserten Sprungkraft. Die Sprungkraft und Sprintschnelligkeit über kurze Distanzen korrelieren zu ca. 80 Prozent mit dem Poweroutput der hinteren Kette, die primär aus Erector spinae, Glutaeus und Beinbizeps besteht. Durch die höhere Rekrutierung der hinteren Ketten und damit den größeren Trainingseffekt auf diese hat die Kniebeugung ohne erhöhte Fersen direkt einen größeren Effekt auf Sprungkraft und Sprintschnelligkeit über kurze Distanzen.

Kniebeugen mit erhöhten und mit flachen Fersen haben beide ihre Vorteile. Entscheidend ist nicht, welche Variante besser ist, sondern wann welche Variante mehr

Vorteile hat und entsprechend ins Trainingsprogramm integriert wird.

55. MACHE KEINE HALBEN KNIEBEUGEN

Halbe Kniebeugen sind schlechter als gar keine Kniebeugen.

Knieschmerzen sind meist auf eine Fehlspannung in der Oberschenkelmuskulatur zurückzuführen. Ist zum Beispiel der Rectus femoris zu stark gespannt, zwickt es auf oder unter der Kniescheibe. Jeder Muskel hat seine Aufgabe, die er nur erfüllen kann, wenn sich der Körper im Gleichgewicht befindet. Das erreichst du am besten, indem du deine Muskeln und Gelenke über den vollen Bewegungsumfang trainierst. Tust du das nicht, werden auch nicht alle Muskeln in ihrer Aufgabe gefordert und gefördert – Dysbalancen sind die Folge.

56. VERSUCHE, WENIGER ZU SITZEN

Der Psoas (Hüftbeuger) ist häufig mitverantwortlich für Rückenschmerzen. Durch stundenlanges Sitzen steht er chronisch unter Spannung. Als wäre das nicht genug, wird auch der Gluteus maximus (Gesäßmuskel) durch exzessives Sitzen geschwächt, was wiederum den Psoas dazu veranlasst, sich noch mehr zu verspannen.

Die Lösung: Aktiviere die Gesäßmuskulatur durch Langhantel-Kniebeugen und 45°-Backextentions. Trainiere die Hüftbeugung nicht aktiv! Der Psoas wächst mit dem Gesäßmuskel mit. Achte beim Sitzen darauf, dass sich die Füße vor den Knien befinden. Besser noch, arbeite im Stehen oder in der tiefen Hocke. Wenn du sitzen musst, vermeide es, die Füße hinter die Knie zu bewegen und die Unterschenkel zu überkreuzen, dies erhöht die Spannung in den Hüftbeugern und deaktiviert so den Gesäßmuskel.

57. LOCKERE DEINE BRUST

Schulterbeschwerden entstehen häufig, wenn die Brustmuskulatur zu stark gespannt ist und die Rhomboiden zu schwach sind. Die Lösung: Lockere die Brust und stärke die Rhomboiden. Der effizienteste Stretch für die Brust ist der »Besenstilstretch«, bei dem mit ausgestreckten Armen ein Besenstil über den Kopf vom Bauch zum Rücken bewegt wird. Zum anderen stärkst du die obere Rückenmuskulatur (die Rhomboiden gehören dazu) effektiv durch Rudern mit Seil zum Hals und andere Ruderübungen, bei denen es der Aufgabe ist, die Schulterblätter zusammenzuziehen und die Ellenbogen auf Schulter- oder Ohrenhöhe zu bringen.

58. VERBESSERE DEINE KNIESTABILITÄT

Der Beinbizeps (Oberschenkelrückseite) und der Vastus medialis obliquus (VMO) sind die zwei Muskeln, die entscheidend für unsere Kniestabilität sind. Je kräftiger diese Muskeln sind, desto unwahrscheinlicher sind Verschleiß und Verletzungen des Knies. Die hintere Kette – primär Beinbizeps, Gluteus, unterer Rücken – ist ausschlaggebend für die Sprintgeschwindigkeit, was in den meisten Sportarten ein entscheidender Faktor ist. Eine Schwäche der hinteren Kette macht sich durch Verletzungen der Beinbizeps bemerkbar, was zum Beispiel zu den häufigen Zerrungen in Teamsportarten führt.

Der wichtigste Kniestabilisator VMO wird primär unter 90°-Kniebeugung und in den letzten 15 Grad der Kniestreckung rekrutiert. Da viele Sportler nur halbe Kniebeugen oder keine Kniebeugen ausführen, ist bei ihnen der VMO zu schwach, was das Risiko für eine Kreuzbandverletzung steigen lässt.

Die Lösung: Führe Kniebeugen mit erhöhten Fersen aus. Schiebe die Knie nach vorn, die Oberschenkelrückseite bedeckt die Wade in der untersten Position. Die hintere Oberschenkelmuskulatur kannst du durch Beincurls und Rumänisches Kreuzheben stärken, um Dysbalancen und Verletzungen vorzubeugen.

59. WENIGE WIEDERHOLUNGEN, MEHR GEWICHT

Du trainierst seit Monaten mit 8 bis 12 Wiederholungen pro Satz? Mache vier bis sechs Wiederholungen pro Satz im kommenden Monat – und steigere stattdessen dein Gewicht im Krafttraining. Denn Kraftsteigerungen sind die Basis für kontinuierliche Verbesserung der körperlichen Leistung.

60. DER BESTE BIZEPS-WACHSTUMSTIPP

Kontrahiere bei Curls in der untersten Position kurz deinen Trizeps, um den Ellbogen komplett zu strecken und die Rekrutierung von Bizeps, Brachialis und Brachioradialis zu maximieren.

61. LASS DICH NICHT VOM BUTT WINK ENTMUTIGEN

Als Butt Wink wird das Abklappen des Beckens in der untersten Position der Kniebeuge bezeichnet. Im ersten Moment scheint dies die Belastung der Lendenwirbelsäule (LWS) zu erhöhen. Das Gegenteil ist jedoch der Fall.

Der Butt Wink hat drei Vorteile:

Die höhere Rekrutierung des Vastus medialis

Durch ein leichtes Abklappen des Beckens in der untersten Position der Kniebeuge wird der Bewegungsradius in Beugung des Knies vergrößert. Dies erhöht die Rekrutierung des Vastus medialis, des tränenförmigen Anteils des Quadrizeps an der unteren Innenseite des Oberschenkels. Je mehr Fasern des Vastus medialis rekrutiert werden, desto stärker wird er. Je stärker der Vastus medialis wird, desto stabiler das Kniegelenk, da der Vastus medialis einer der beiden entscheidenden Muskeln zur Stabilisierung des Kniegelenks ist.

Dynamische Rekrutierung des Erector spinae

Bei den meisten Übungen im Krafttraining wird der lumbale Erector spinae in seiner stabilisierenden Funktion isometrisch kontrahiert. Der Butt Wink, ein leichtes Abklappen des Beckens in der untersten Position, sorgt für eine dynamische Kontraktion des lumbalen Erector spinae – ein einfacher Weg, um den Erector spinae in diesem Bereich zu stärken. Die Kraft des lumbalen Erector spinae ist entscheidend für Sprungkraft und Sprintschnelligkeit, insbesondere über die in den meisten Teamsportarten und im Kampfsport so relevanten null bis zehn Meter.

Verringerte Kompression der Lendenwirbelsäule

Die Kompression der LWS bei der Kniebeuge wird primär durch den horizontalen Abstand von Massenschwerpunkt (Langhantel) und dem fünften Lendenwirbel (L5) bestimmt. Das bedeutet, je aufrechter du bei der Kniebeuge bist, desto kürzer der horizontale Abstand zwischen Langhantel und L5 und desto geringer die Kompression der LWS. Kurz: Der Butt Wink, ein leichtes Abklappen des Beckens in der untersten Position, verkürzt den horizontalen Abstand zwischen Langhantel und L5. Und verringert so die Kompression der Lendenwirbelsäule.

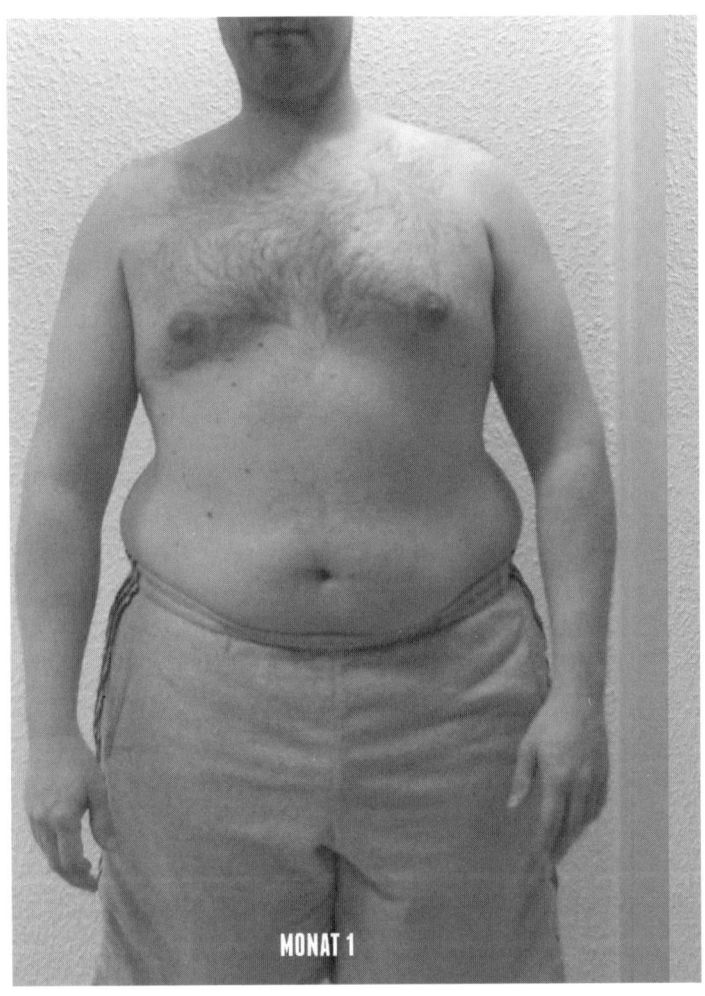

MONAT 1

Tobias (38) hat mit einer Sieben-Tage-Woche, drei Restaurants, langen Tagen, kurzen Nächten und vielen Auf und Abs die letzten 16 Monate mit einem herausragenden Before'n'After beendet. Erfolg in

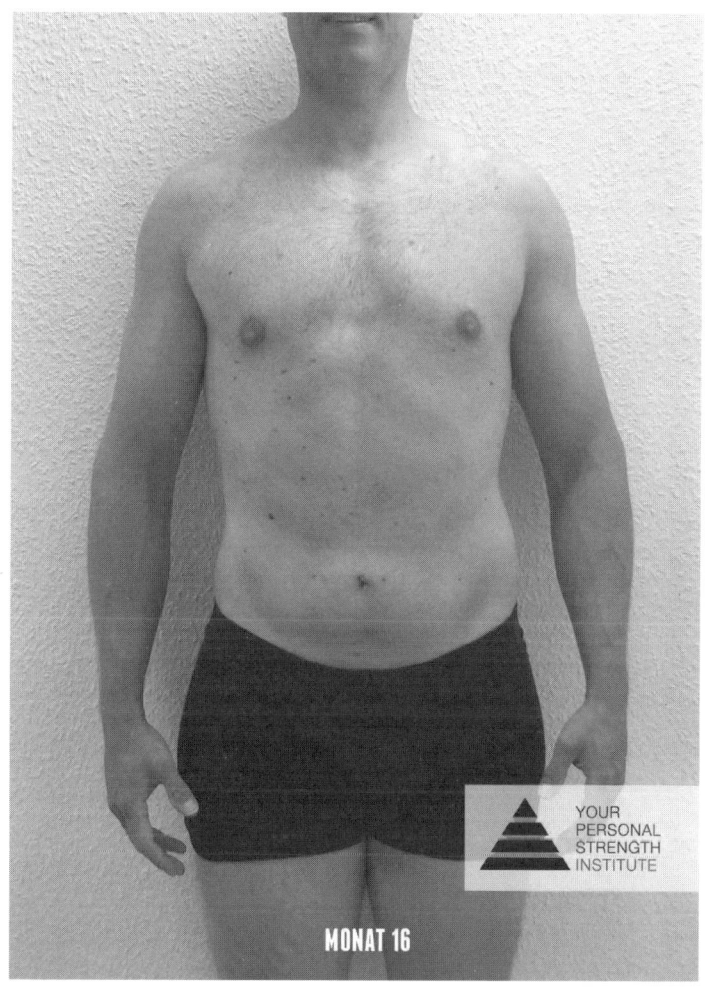

MONAT 16

Zahlen: von 127,0 kg mit 26,9 Prozent Körperfett auf 94,1 kg mit 9,5 Prozent. Das Geheimnis seines Erfolgs: Er ist nach jedem Rückschlag wieder aufgestanden und mit Vollgas zurückgekommen.

Das Abklappen des Beckens vor der Parallelen – Oberschenkel im Verhältnis zum Boden – ist kein Butt Wink, sondern eine mangelnde Ausführung der Kniebeuge.

62. DOKUMENTIERE DEINE TRAININGSLEISTUNGEN

Krafttraining ist ein Zahlenspiel, und der schnellste und effizienteste Weg, um Veränderungen in Kraft und Körperzusammensetzung zu erreichen, ist, das Training auf eine Steigerung der Maximalkraft auszurichten. Eine detaillierte Dokumentation des Trainings ist entscheidend, um Fortschritt nachzuvollziehen und, sollte der Fortschritt ausbleiben, das Training neu auszurichten.

Eine Dokumentation ist besonders für Trainer eine sehr große Unterstützung bei einer sinnvollen Planung. Um dauerhaften Fortschritt von Workout zu Workout und Phase zu Phase sehen zu können, braucht es ein wissenschaftliches Verständnis und Kreativität.

63. QUALITÄT VOR QUANTITÄT – AUCH BEI DER ÜBUNGSANZAHL

Im Schnitt bestehen unsere Trainingsprogramme aus drei bis vier Übungen pro Trainingseinheit – wir sprechen hier in der Regel von einem Zweiersplit (Oberkörper/Unterkörper). Das bedeutet, dass du maximal sechs Übungen für den Oberkörper und maximal vier Übungen für den Unterkörper machst. Denn wenn es um Übungen geht, gilt: Weniger ist mehr. Krafttraining ist wie das Erlernen einer neuen Sprache – wenn ich versuche, Spanisch, Russisch, Japanisch und Arabisch gleichzeitig zu lernen, wird das nicht so gut funktionieren. Wenn ich mich für drei Wochen nur auf Spanisch, dann drei Wochen nur auf Russisch und dann drei Wochen nur auf Japanisch beschränke, wird der Lerneffekt um ein Vielfaches größer sein. Denn je höher die Streuung der Reize ist, desto geringer ist die Anpassung an den einzelnen Reiz. Je spezifischer ein Reiz, desto spezifischer die Anpassung.

Für Anfänger sollten die Trainingsprogramme zudem so einfach wie möglich gehalten werden. Entscheidend für Erfolg ist nicht die Komplexität des Trainingsprogramms, sondern der erreichte Fortschritt des Trainierenden. Je länger jemand trainiert und je mehr Fortschritte er macht, desto komplexer muss das Programm werden, um weiter Fortschritte zu machen.

64. MACH INTELLIGENTES INTERVALLTRAINING STATT LOCKERES JOGGEN FÜR MEHR KONDITION UND SCHNELLEREN FETTABBAU

Für die meisten Trainierenden und Athleten ist ein gewisses Maß an Kondition und nicht etwa Ausdauer sehr wichtig und entscheidet.

Ausdauer und Kondition definieren sich wie folgt:

Ausdauer ist die Fähigkeit, eine bestimmte Belastung mit minimaler Ermüdung aufrechtzuerhalten – ein klassisches Beispiel ist ein Marathon, bei dem es entscheidend ist, mehrere Stunden mit minimaler Ermüdung am Stück zu laufen.

Kondition (engl. *conditioning*) ist die Fähigkeit, eine bestimmte Belastung mit minimaler Ermüdung zu wiederholen – ein klassisches Beispiel ist Fußball, wo entscheidend ist, dass die Ermüdung zwischen dem ersten und letzten Sprint so gering wie möglich ist.

Basierend auf dieser Definition wird in den meisten Sportarten keine Ausdauer, sondern primär Kondition benötigt.

Bei Athleten entscheidet Kondition nicht selten über Spielausgänge und Wettkampfergebnisse. Dass sich mit zunehmender physischer Ermüdung Konzentration,

Technik, Schnelligkeit und auch taktisches Spielverhalten verschlechtern, ist anzunehmen und wurde von den meisten Lesern wahrscheinlich schon am eigenen Leib beobachtet.

Bei Fitnesssportlern ist Intervalltraining mit schnellen Bewegungen ohne externen Widerstand eine ausgezeichnete Alternative zu den langsamen Bewegungen mit externem Widerstand, wie er beim Krafttraining üblich ist.

Im Folgenden möchte ich einige Vorteile des Intervalltrainings gegenüber Dauerläufen aufzählen:

- **Zeiteffizienter:** Dauerläufe werden oftmals über einen Zeitraum von mehr als 60 Minuten durchgeführt, hingegen ist ein Intervalltraining von 30 Minuten schon umfangreich und ausreichend für einen optimalen Trainingsreiz.

- **Wettkampfähnlicher:** Die Belastungen beinhalten sowohl Ruhephasen (Spielunterbrechungen) als auch Phasen sehr hoher Intensität (Sprintduelle, Zweikämpfe, Konterangriffe). Somit ist das Intervalltraining der Anforderung im Wettkampf sehr viel ähnlicher. Beispielhaft lernt der Körper durch Intervalltraining besser, sich von einzelnen hohen Belastungen in kurzer Zeit zu erholen.

- **Gelenkschonender:** Da weniger Gesamtstrecke zurückgelegt wird, ist die Anzahl an Schritten und somit die Belastung für die Gelenkstrukturen in Knie und Fuß im Intervalltraining deutlich geringer. Ein Dauerlauf über 10 km (bei einer durchschnittlichen Schrittlänge von 100 bis 120 cm) ergibt zwischen 8 333 und 10 000 Schritte, wohingegen ein Intervalltraining mit

1 km ein Zehntel der Strecke und somit deutlich weniger Schritte umfasst.

- **Größerer Effekt auf den Körperfettabbau:** Durch die höhere Geschwindigkeit wird der Stoffwechsel während und bis zu 48 Stunden nach dem Training erhöht. Zudem wird durch die schnelle, konzentrische Kontraktion bei Sprints mehr Laktat produziert, das einen positiven Effekt auf das Blutzuckermanagement hat.

Generell gilt beim Sprintintervalltraining wie bei allem: »Qualität vor Quantität«

Um Trainingsverletzungen zu vermeiden ist es entscheidend, sich extensiv, zyklisch und progressiv aufzuwärmen. Das bedeutet: gehen, joggen, gehen, schneller joggen, gehen, lockeres Rennen, gehen etc. Sinn eines intelligenten Warm-ups für Sprints ist, das Weichgewebe, die Gelenke und das Nervensystem Schritt für Schritt an die höhere Belastung heranzuführen, die Leistung zu optimieren und Verletzungen vorzubeugen. Trainierenden, die mit Intervalltraining beginnen und in den letzten sechs Monaten keine Sprints gemacht haben, empfehle ich, mindestens sechs Wochen ein Intervalltraining mit dem Wechsel von schnellem Joggen und Gehen durchzuführen und erst dann zu Sprints zu wechseln, um Verletzungen vorzubeugen.

Besonders Strongman-Training, mit einem Intervallschema kombiniert, ist ausgezeichnet zum Aufbau von spielrelevanter Kondition: Reifen werfen, Prowler schieben, Schlitten ziehen, Farmer's Walk und Ähnliche bieten die Möglichkeit für ein abwechslungsreiches Training mit großem Erfolg. Der Wettkampfcharakter vieler dieser

ALLES FÜR DEIN
BESTES TRAINING

PERFORM
BETTER!
EUROPE

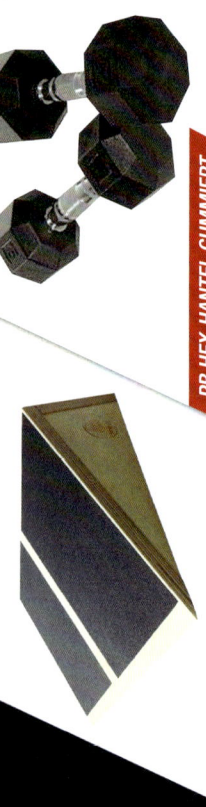
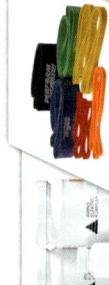
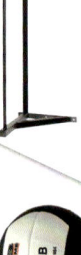

Übungen lässt die Athleten, insbesondere Teams, häufig einfacher an ihre Grenzen gehen.

65. BEACHTE: »EINE KETTE IST NUR SO STARK WIE IHR SCHWÄCHSTES GLIED«

Man könnte diesen Ansatz auch »Der faulste Weg, um besser zu werden« nennen. Minimaler Aufwand für maximalen Erfolg ist die Grundlage. Der Beste darin zu sein, Schwachstellen zu korrigieren, ist ein Grund dafür, warum mein Mentor Charles Poliquin in den letzten 30 Jahren solch außerordentliche Erfolge erzielte. Das System, das er Structural Balance nennt, basiert darauf, dass man primär den limitierendsten Faktor trainiert, um insgesamt besser zu werden. Es ist so einfach!

Wenn du keine Muskelmasse aufbauen kannst, weil deine Schlafqualität mangelhaft ist, da du ein Defizit an Magnesium und B-Vitaminen hast, dann nimm Magnesium und Vitamin B_6, und du wirst Muskelmasse aufbauen.

Wenn du dein Gewicht beim Bankdrücken nicht steigern kannst, da deine Außenrotatoren schwach sind, dann fokussiere dein Training auf diese Muskeln, und du wirst neue Bestleistungen aufstellen. Wenn bei Klimmzügen die Initiierung der Wiederholung und damit deine Ellbogenbeuger das schwächste Glied der Kette sind, fokussiere dich für ein bis drei Phasen auf Curls, und deine Klimmzugleistung wird sich wieder verbessern.

Fazit: Größer, stärker und schneller zu werden ist so einfach, wie ein Auto zu starten. Du musst einfach nur den richtigen Schlüssel für die Zündung finden.

Bei den Seminaren für die YPSI-Trainerlizenz gebe ich verschiedene Assessments an die Trainer weiter, mit denen einzelne Defizite individuell bestimmt werden. So kann das Trainingsprogramm noch individueller und ergebnisorientierter ausgelegt werden.

Du bist auf der Suche nach einem YPSI-Trainer? Geh auf **www.YPSI.de** und finde unter Trainersuche einen YPSI-Trainer in deiner Nähe.

66. MACH MEHR SÄTZE FÜR MEHR FORTSCHRITT

Trotz der unzähligen wissenschaftlichen Nachweise und Erfahrungen vieler Trainer und Athleten gibt es immer noch viele Dopamin-defizitäre Dogmatiker, die an die Methode »ein Set bis zum Muskelversagen« glauben. Andererseits werden in der Welt des olympischen Gewichthebens und der Leichtathletik Protokolle mit vielen Sätzen, wie zum Beispiel zehn Sätze á drei Wiederholungen, und Wave Loading mit großem Erfolg eingesetzt. Ergebnisse davon sind unter anderem 85 kg schwere olympische Gewichtheber, die mit einem Gewicht von 360 kg Kniebeugen machen.

67. TRAINIERE SPEZIFISCH

Fitness ist spezifisch. Joggen zu gehen bringt dich nicht weiter, außer du trainierst für einen Halbmarathon, Marathon oder Triathlon. Lege den Fokus auf Krafttraining für mehr Fortschritt im Gym.

68. NÜSSE UND BEEREN

Iss eine Handvoll Paranüsse und eine Schale Blaubeeren eine Stunde vor dem Training. Paranüsse sind eines der wenigen Lebensmittel, die nachweislich die Kraft erhöhen. Blaubeeren erhöhen den Neurotransmitter Acetylcholin, der für Aufmerksamkeit, Konzentration und Muskelkontraktion zuständig ist – für mehr Trainings-Drive und damit mehr Fortschritt.

ERNÄHRUNG

Das Thema Ernährung wird oft als sehr komplex dargestellt. Grundsätzlich ist Ernährung jedoch einfach. Die Qualität der Lebensmittel ist hierbei der wichtigste Faktor, denn gutes Essen ist die Grundlage einer optimalen Ernährung. Und das über den ganzen Tag verteilt. Fisch, Fleisch, Gemüse und gesunde Fette in den verschiedensten Kombinationen bilden hier die Basis. Auch Kohlenhydrate sind wichtig. Die Menge der Kohlenhydrate ist dabei von verschiedenen Faktoren abhängig. Und wenn du Muskelmasse aufbauen willst, ist eines immer die Lösung: Iss mehr – viel mehr.

Ernährung besteht in ihren Einzelteilen aus Makro- und Mikronährstoffen.

Makronährstoffe: Zu den Makronährstoffen zählen Proteine, Fette und Kohlenhydrate, die alle wichtig für unseren Körper sind. Proteine und Fette sind essentiell. Das bedeutet, sie sind notwendig, um die einzelnen Körperfunktionen aufrechtzuerhalten und müssen dem Körper von außen zugeführt werden. Kohlenhydrate hingegen sind nicht essenziell. Der Bedarf an Kohlenhydraten ist zudem der individuellste aller drei Makronährstoffe.

Mikronährstoffe: Hierzu zählen Mineralien, Vitamine und Spurenelemente. Die Bedeutung von Mikronährstoffen wird oft unterschätzt. Viele von ihnen übernehmen wichtige Aufgaben auf Zellebene. Einige Mikronährstoffe sind essenziell und müssen von uns mit der Nahrung aufgenommen werden.

Eine optimale Versorgung mit Mikronährstoffen ist ebenso entscheidend wie eine optimale Versorgung mit Makronährstoffen.

Eine gute Metapher, um die Wichtigkeit einer ausgewogenen Ernährung zu unterstreichen, ist ein Auto. Jeder redet von Motor, Karosserie und Innenausstattung. In unserem Körper ist dies in etwa gleichzusetzen mit Proteinen, Fetten und Kohlenhydraten. In einem Auto sind die Kleinteile, Schrauben, Schläuche und Schmierfette jedoch ebenfalls entscheidend. Fehlen ein bis zwei Kleinteile, mag das eventuell gut gehen. Fehlen jedoch 50 Kleinteile, fährt das Auto mit hoher Wahrscheinlichkeit nicht mehr. Ähnliches gilt in Bezug auf unseren Körper für die Mikronährstoffe, die wir benötigen. Auch unser Körper kann nur volle Leistung bringen, wenn alle »Kleinteile« in ausreichender Menge vorhanden sind.

Der Mikronährstoffbedarf hängt primär von Stress ab. Stress ist der Anspruch des Alltags an uns. Je höher dieser ist, desto höher ist auch unser Bedarf an Nährstoffen, primär Mikronährstoffen. Der erhöhte Bedarf an Mikronährstoffen, insbesondere in Relation zu Makronährstoffen, kann am effizientesten durch hochwertige Supplemente gedeckt werden. Wir verwenden diese im YPSI mit großem Erfolg.

Möchtest du deine Ernährung umstellen, um deinen Nährstoffbedarf optimal zu decken, dann beginne mit der Umstellung deines Frühstücks.

69. FRÜHSTÜCKE TÄGLICH

Das Frühstück ist die erste Mahlzeit, die wir bei jedem YPSI-Kunden und Athleten ändern, denn sie hat die größten Auswirkungen auf den Tag – und damit dein Training.

70. EIN GLAS WASSER MIT LIMETTENSAFT UND SALZ IST DER BESTE START IN DEN TAG

Trinke ein Glas mit Wasser mit einem Schuss Limettensaft und ¼ Teelöffel Himalaya-Salz – es nährt die Nebenniere, optimiert das Stressmanagement und den Säure-Basen-Haushalt. Es sorgt für mehr Energie am Morgen.

71. BERECHNE DEINEN BEDARF AN KOHLENHYDRATEN

Der Bedarf an Kohlenhydraten ist sehr individuell. Die Zufuhr selbiger muss, um Trainingsleistung, Regeneration und allgemeine körperliche und geistige Leistungsfähigkeit zu maximieren, optimal an den Bedarf angepasst werden.

Die drei wichtigsten Faktoren, die den Bedarf bestimmen, sind Körperfettanteil, Muskelmasse und Aktivitätslevel. Je geringer der Körperfettanteil und je höher die Muskelmasse und das Aktivitätslevel, desto höher der Bedarf an Kohlenhydraten.

Zur Orientierung: Ein geringer Kohlenhydratkonsum ist eine Kohlenhydrat-Mahlzeit pro Woche. Ein hoher Kohlenhydratkonsum sind Kohlenhydrate zu jeder Mahlzeit, außer dem Frühstück, an jedem Tag pro Woche.

Der Bedarf jedes Einzelnen liegt irgendwo auf diesem Kontinuum. Hier ein paar exemplarische Rechnungen:

- Büroangestellter, Körpergewicht 80 kg, Körperfettanteil 22 Prozent, 3 Stunden Training pro Woche – 1 Kohlenhydratmahlzeit pro Woche.

- 100- Meter-Sprinter, Körpergewicht 90 kg, Körperfettanteil 5 Prozent, 10 Stunden Training pro Woche – 1 Kohlenhydratmahlzeit pro Tag am Abend.

- Eisschnellläuferin, Körpergewicht 60 kg, Körperfettanteil 9 Prozent, 25 Stunden Training pro Woche – Kohlenhydrate zu jeder Mahlzeit außer dem Frühstück an jedem Tag pro Woche.

Die Anpassung des Konsums von Kohlenhydraten an den individuellen Kohlenhydratbedarf ist entscheidend, um Trainingsleistung, Regeneration und allgemeine körperliche und geistige Leistungsfähigkeit zu maximieren.

72. TRINK REGELMÄSSIG GEFILTERTES WASSER

Nichts wächst ohne Wasser. Im YPSI empfehlen wir die Umkehrosmose-Technik, um Wasser zu filtern und es von größeren und kleineren Partikeln wie Chlor, Kalk, Aluminium und Medikamentenrückstanden zu reinigen. Zum einen verbessert sich durch die Filterung der Geschmack, zum anderen bergen viele dieser Partikel und Rückstande Risiken, die unsere Leistungsfähigkeit und unser Energie-

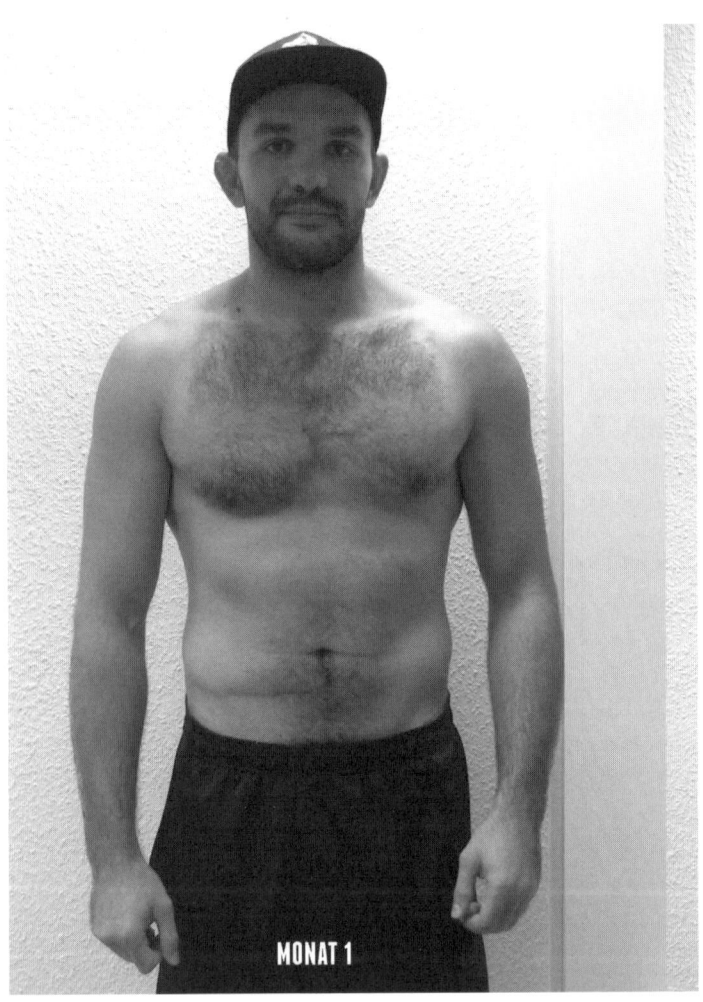

MONAT 1

UFC-Fighter **Peter Sobotta** kam im Oktober 2014 ins YPSI nach Stuttgart, um nach einem Außenbandriss im Knie wieder in Topform zu kommen und seine körperliche Grundlage für den MMA-Sport aufs nächste Level zu heben. Peter kämpft als Weltergewicht bis 77 kg. Mit 86,8 kg am ersten Tag befanden wir uns schon an der Obergrenze; so war es neben der Reha des Knies vor allem das Ziel, seine Maximal- und Relativkraft zu steigern – ohne Anstieg des

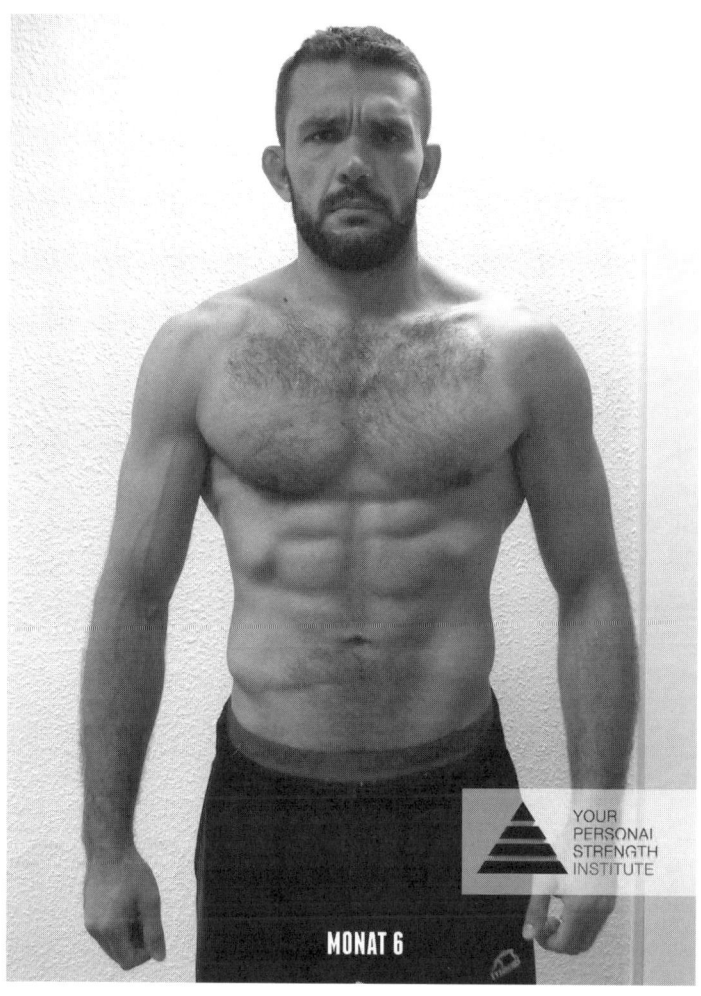

MONAT 6

Körpergewichts. Mit Erfolg. Im Oktober wog er 86,8kg, in der Messung in der letzten Woche vor den UFC Fight Night in der O2 World in Berlin am 20. Juni 2015 wog er 86,8 kg. Er hatte jedoch 6,6kg Magermasse aufgebaut und seinen Körperfettanteil von 15,2 auf 6,3 Prozent reduziert. Den Kampf gegen Steve Kennedy gewann er in der ersten Runde durch TKO via Rear Naked Choke.

level beeinträchtigen können. Jeder Kunde erhält beim Personal Training im YPSI umkehrosmose-gefiltertes Wasser im Training.

73. VERMEIDE KOHLENHYDRATE VOR DEM TRAINING

Kohlenhydrate geben keine unmittelbare Energie ab und reduzieren aus neurochemischer Sicht deinen Trainings-Drive. Sie erhöhen den Blutzuckerspiegel. Infolgedessen steigt der Serotoninlevel im Gehirn. Serotonin ist der Neurotransmitter für Entspannung und Wohlbefinden. Jeder kennt das: Man isst Kohlenhydrate, wie zum Beispiel einen Teller Pasta, und danach ist das Bedürfnis nach einem Sofa größer als nach Training. Gleichzeitig ist die Konvertierung von Kohlenhydraten im Mund zu Glykogen im Muskel ein langwieriger Prozess, sodass der Konsum von Kohlenhydraten direkt vor dem Training nur einen minimalen Effekt auf Muskelglykogen hat. Vermeide Kohlenhydrate vor dem Training für mehr Drive beim Sport.

74. ABWECHSLUNG IST ENTSCHEIDEND

Die Lebensmittel, die du isst, solltest du konstant abwechseln. Statistisch gesehen konsumieren wir 90 Prozent der Zeit 12 bis 17 Lebensmittel. Je häufiger wir die gleichen Lebensmittel konsumieren, desto höher die Wahrscheinlichkeit, eine Nahrungsmittelunverträglichkeit zu entwickeln. Rotiere konstant die Lebensmittel und iss maximal viermal pro Woche das Gleiche. Ein wichtiger Tipp, den ich jedem meiner Kunden beim ersten Termin gebe.

75. ACHTE AUF GESÄTTIGTE FETTSÄUREN

Gesättigte Fettsäuren sind wichtig und in den meisten Fällen auch gesund. Insbesondere für die Aufnahme von Mineralien und das Nervensystem, sind gesättigte Fettsäuren von großer Bedeutung. Butter, Sahne, Kokosöl, grasgefüttertes Rind und Wild sind gute Quellen für hochwertige gesättigte Fettsäuren.

76. NIMM CHLORELLA ZU DIR

Wenn wir nur noch ein einziges Supplement empfehlen könnten, dann wäre es Chlorella. Chlorella ist eine Süßwasseralge und sehr reich an Chlorophyll, dem grünen Pflanzenfarbstoff. Auch hier sind natürlich Qualität und Form entscheidend. Im YPSI verwenden wir acht verschiedene Formen von Chlorella, vor allem die beiden Formen Chlorella Pyrenoidosa und Chlorella Vulgaris. Welche Form wir anwenden, hängt primär von Status und Ziel des Trainierenden ab.

77. VERWENDE IMMER EIN SALZ, DAS EINE FARBE HAT

Weiß ist keine Farbe. Ein Natursalz ist eine ausgezeichnete Quelle für Mineralien und Spurenelemente.

78. WECHSLE DEINE FETTQUELLEN AB

Fette sind gesund. Rotiere deine Fettquellen. Zum Beispiel: einfach ungesättigte Fettsäuren aus Avocado, Nüssen und Oliven, mehrfach ungesättigte Fettsäuren aus Fisch und Nüssen sowie gesättigte Fettsäuren aus Butter, Kokosöl und Fleisch vom grasgefütterten Rind.

79. MINIMIERE DEN KONSUM VON TRANSFETTEN

Transfette sind in Margarine und verarbeiteten Lebensmitteln enthalten, bei denen häufig gehärtetes Pflanzenfett o.ä. auf der Zutatenliste steht. Transfette sind entzündungsfördernd und erhöhen vor allem Körperfett im Hüft- und Bauchbereich.

80. TIPP GEGEN HEISSHUNGER

Wenn du oft Heißhunger hast, iss regelmäßiger und gutes Essen. Ein fehlendes Frühstück, unregelmäßige Mahlzeiten und ein hoher Kohlenhydratanteil in der Nahrung sind die Hauptursachen für Blutzuckerschwankungen und damit Heißhunger.

81. NO SUGAR

Vermeide Zucker in Getränken, wie in Saft, Saftschorle, Cola und Zucker im Kaffee. Trinke primär Wasser sowie ungesüßten Tee und Kaffee.

82. NIMM KOKOSÖL IN DEN KAFFEE

Kaffee mit Milch und Zucker – diese Zeiten sind vorbei. Gib stattdessen **einen Löffel Kokosöl oder Sahne in den Kaffee**. Oder trink ihn einfach schwarz. Für mehr geistige Leistungsfähigkeit und ein konstanteres Energielevel. Milch enthält Laktose und Casein, zwei häufige Unverträglichkeiten. Deshalb empfehle ich, Milch zu meiden. Sahne hingegen ist reines Milchfett, das wesentlich verträglicher ist.

83. VERMEIDE KOHLENHYDRATE ZUM FRÜHSTÜCK

Iss hochwertiges Protein und gesunde Fette – für mehr Drive, Konzentration und Aufmerksamkeit beim Training und im Alltag.

84. NIMM L-GLUTAMIN ZUR STÄRKUNG DES IMMUNSYSTEMS

Einer der effizientesten Wege, dein **Immunsystem zu stärken**, um eine Erkältung bzw. Grippe und somit eine Trainingspause zu vermeiden: Trinke vier- bis achtmal pro Tag einen gehäuften Esslöffel L-Glutamin in Wasser aufgelöst. L-Glutamin nährt die Dünndarmwand. Zwei Drittel des Immunsystems sitzen im Dünndarm. Je fitter der Dünndarm, desto fitter das Immunsystem.

85. LIMETTENSAFT IN JEDEM GLAS WASSER

Gib **einen Schuss Limettensaft** in jedes Glas Wasser, das du trinkst, um deinen Säure-Basen-Haushalt und damit deine Regeneration, den Fettabbau und Muskelaufbau zu optimieren.

86. HIMALAYASALZ-LIMETTENSAFT-WASSER-TUNING MIT INGWER

Das Himalayasalz-Limettensaft-Wasser am Morgen ist einer unserer mittlerweile bekanntesten Tricks. Für die, die ihn schon eine Weile umsetzen, empfehle ich den Drink mit einem Schuss Ingwersaft zu tunen. Ingwersaft ist mittlerweile in den meisten Supermärkten und Drogerien erhältlich. Ihm werden viele positive Eigenschaft für das Immunsystem sowie dem Verdauungstrakt und damit dem Training nachgesagt.

87. DER FRÜHSTÜCKS-SHAKE

Jeder, der mit mir gearbeitet oder eines der YPSI Seminare besucht hat, weiß: Ich bin kein Fan von Shakes, mit Ausnahme des einen Shakes direkt nach dem Training. Ein Shake zum Frühstück ist kein gutes Frühstück. Es ist jedoch besser als überhaupt kein Frühstück. Und besser ist eben besser. Ein einfaches Rezept ist: 3 Esslöffel Reisprotein mit einer Hand voll Tiefkühl-Himbeeren sowie 1/2 Esslöffel Chia Samen und 1/2 Esslöffel Macadamianüsse zusammen mit Wasser in einen Mixer geben, mixen, in ein Glas füllen und fertig ist das bessere Frühstück.

88. TRINK KAFFEE

Kaffee ist ausgezeichnet. Kaffee ist eines der wenigen bitteren Lebensmittel, die wir verzehren. Der bittere Geschmack regt die Leber an. Die Leber ist der Ölfilter im Körper und reguliert unter anderem den Proteinstoffwechsel, was einen wichtigen Effekt auf die Regeneration vom Training hat – vorausgesetzt, der Kaffee ist von bester Qualität, frisch gemahlen, und du trinkst maximal ein bis zwei Tassen pro Tag.

89. BERECHNE DEINEN PROTEINBEDARF

Wie viel Protein sollst du essen? Der Proteinbedarf ist sehr individuell und abhängig von deiner Muskelmasse, deinem Testosteronlevel und der Trainingsphase. Je mehr Muskelmasse du hast, je höher dein Testosteronlevel, und je höher dein Trainingsumfang, desto höher dein Proteinbedarf. Ein guter Start bei vier Stunden Krafttraining pro Woche und mehr sind 2 g pro kg Körpergewicht für Frauen und 4 g pro kg Körpergewicht für Männer pro Tag.

90. TRINK ZIMTTEE

Ein einfacher Tipp, um deine Kohlenhydrattoleranz zu optimieren und Hüftspeck zu reduzieren, ist: Trink Zimttee. Gib drei Zimtstangen in einen Liter kochendes Wasser und lass sie für zehn Minuten kochen. Dann die Zimtstangen entfernen und abkühlen lassen. Einen Liter pro Tag trinken, drei Wochen lang. Durch das Kochen geben die Zimtstangen den Zimtextrakt an das Wasser ab. Dieser ist ausgezeichnet, um die Kohlenhydrattoleranz zu optimieren.

91. VERBESSERE DEINE INSULINSENSIBILITÄT

Kaffee verbessert die Insulinsensibilität und reduziert Hüftspeck. Vorausgesetzt, der Kaffee ist von bester Qualität, frisch gemahlen, und du trinkst ihn nicht als Frühstück, sondern zum Frühstück.

92. BEI FETTABBAU-PLATEAU

Du willst ein Fettabbau-Plateau überwinden? Streich für einen Monat Fleisch und Eier aus deiner Ernährung und iss zu jeder Mahlzeit Fisch und Meeresfrüchte.

93. GRÜNZEUG GEWINNT

In welchem Punkt sind sich alle Ernährungs- und Diät-Bücher einig?

Iss mehr Gemüse.

94. NIMM PHOSPHOR

Das am meisten unterschätzteste Elektrolyt ist Phosphor. Aufgrund moderner Landwirtschaft sind unsere Böden arm an Phosphor. Phosphor ist jedoch entscheidend, um dein Energielevel zu maximieren, da es Rohstoff für ATP und Teil der Resynthese von ADP zu ATP ist. ATP ist unser universeller Energieträger auf Zellebene. Ohne ATP keine Energie.

Nimm Phosphor ein, für mehr Energie im Alltag und beim Training.

95. NIMM NATURSALZ

Je mehr Protein du isst, desto mehr Salz benötigst du. Entscheidend ist, dass das Salz eine Farbe hat – Weiß ist keine Farbe. Greife daher zu Natursalzen. Gutes Salz, zum Beispiel Himalayasalz, ist außerdem ein ausgezeichneter Mineralienlieferant.

96. VARIIERE BEIM HACKFLEISCH

Rinderhack wird dir zu langweilig? Besorge dir einen Fleischwolf und stelle dein eigenes Hack aus Huhn, Pute oder Wild her. Auch Kombinationen wie Rind-Kalb-Lamm schmecken ausgezeichnet. Dies ist außerdem ein einfacher Weg, um Proteinquellen zu rotieren.

97. ROTIERE DEINE PROTEINSHAKES

Rotation insbesondere bei Proteinen ist entscheiden, um Unverträglichkeiten zu vermeiden. Whey, Ziegen-Whey, Reis, Beef Isolate und Vegan Blends empfehlen wir unseren YPSI-Kunden.

98. DER FETTABBAU TIPP NUMMER EINS

Lass niemals dein Frühstück ausfallen. Starte den Tag nicht mit leerem Magen, iss mindestens eine Handvoll Nüsse oder Kerne. Sie stabilisieren deinen Blutzucker und dein Energielevel und vermeiden Heißhungerattacken im Lauf des Tages.

99. WÄHLE OBST, WENN DU ES ISST, GENAU AUS

Obst ist eine Kohlenhydratquelle. Passe die Menge an Obst, die du isst, an deinen Kohlenhydratbedarf an. Für Obst als Vitamin- und Mineralienlieferant gilt, wie bei jeder Pflanze: Je regionaler und saisonaler, desto besser. Als Grundprinzip gilt außerdem: Je mehr Sonne das Obst bekommt, desto reicher ist es an Vitaminen. Je mehr Mineralien sich im Boden, auf dem das Obst wächst, befinden, desto reicher ist auch das Obst an Mineralien. Das bedeutet, eine Mango aus dem Supermarkt, die auf dem Schiff und in einer Reifungshalle im Hafen mit Licht gereift wurde, ist nicht so optimal wie eine Mango, die in der Karibik am Baum gereift ist.

Ebenfalls wichtig: Je dünner die Haut des Obstes, desto weniger Zucker und desto mehr Antioxidantien. Je dicker die Haut, desto mehr Zucker und desto weniger Antioxidantien. Ziehe Obst mit dünner Haut, wie Himbeeren, Blaubeeren und Brombeeren, Dickhäutern wie Ananas, Melone und Banane vor.

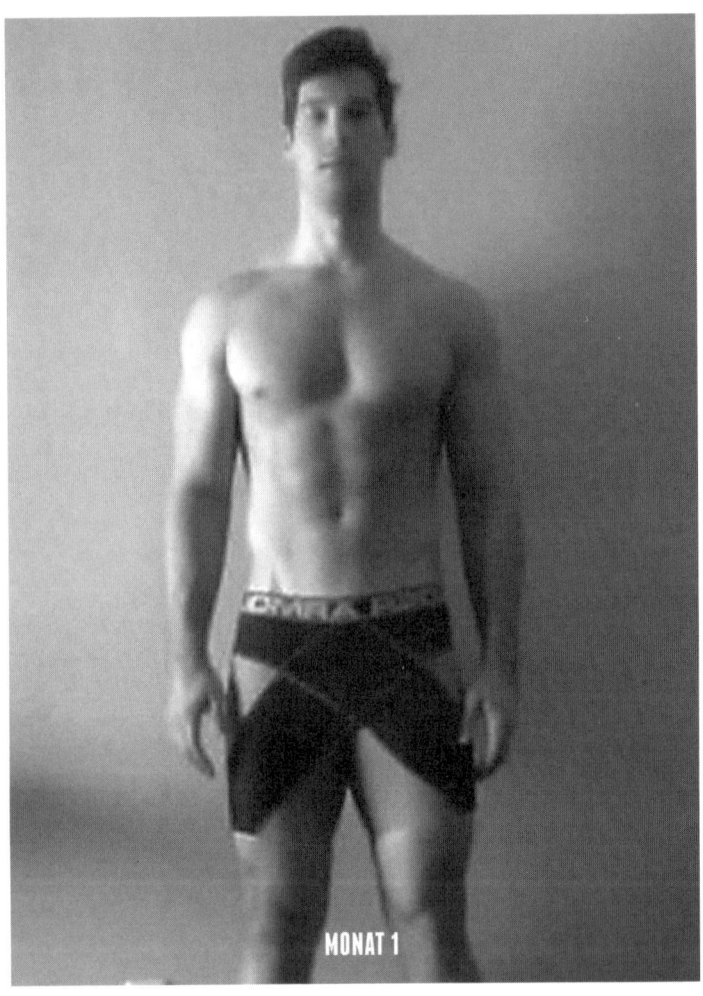

MONAT 1

Der ehemalige Eishockey-Profi **Malcolm Gwilliam** aus Scottsdale, Arizona, USA ist mittlerweile Personal Trainer und Strength Coach und bekommt seit dem Beginn dieser neuen Karriere Programme

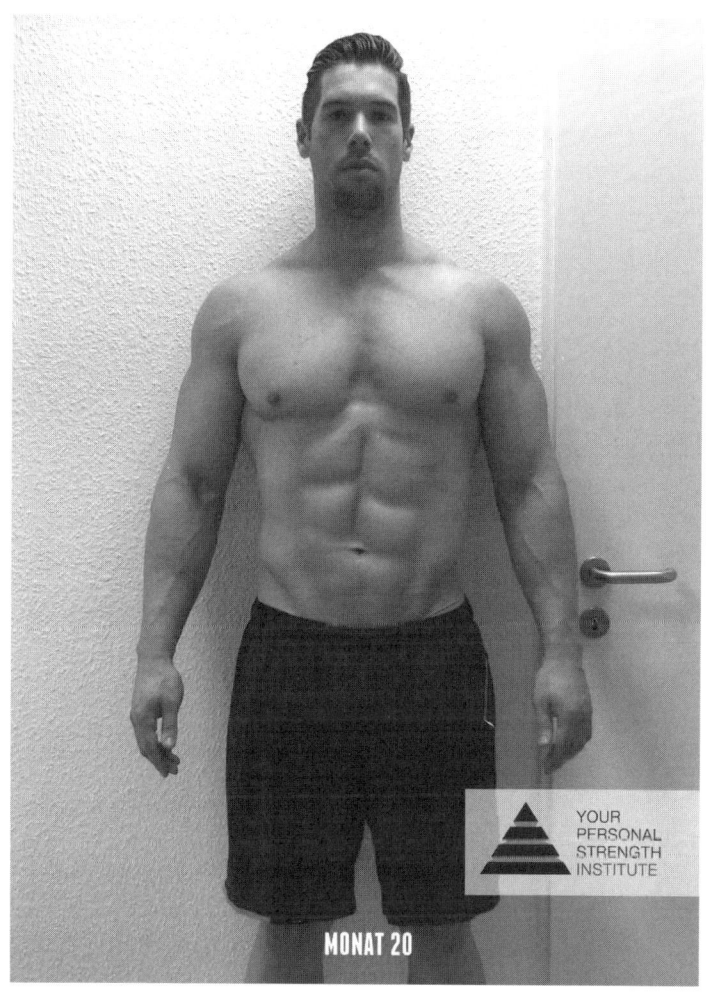

MONAT 20

von mir. Ergebnis nach 20 Monaten: +14,1 kg Magermasse. Von 8,9 Prozent Körperfett auf 5,3 Prozent. Von 89,0 kg auf 100,4 kg. Action speaks louder than words.

100. TRINKE DIESEN SHAKE

UNSER STANDARD-POSTWORKOUT-SHAKE-REZEPT

Im YPSI, unserem Personal-Training-Studio in Stuttgart, ist ein Shake nach jedem Training für unsere Kunden inklusive, denn er ist der einfachste Weg, die Regeneration und damit den Fortschritt zu optimieren.

Proteinpulver
Es gibt unzählige Hersteller und Geschmacksrichtungen von Proteinpulver. Whey- oder Molkeprotein ist ein hochwertiges und gut lösliches Proteinpulver, das zudem noch sehr gut schmeckt. Ausgezeichnete Alternativen sind Ziegen-Whey und HydroBeef-Protein aus Iowa.

Wasser
Nichts wächst ohne Wasser. Ein optimaler Wasserhaushalt ist die Basis für Gesundheit und Erfolge im Training und Sport. Verwende daher für den Post-Workout-Shake ausschließlich Wasser. Milch ist nicht optimal, da sie Laktose und Milchprotein enthält, die häufig für Nahrungsmittelunverträglichkeiten sorgen.

Kohlenhydratpulver
Es gibt viele verschiedene Kohlenhydratpulver, die sich zum Auffüllen des Glykogenspeichers nach dem Training eignen. Mein Favorit ist geschmacksneutrales, ultralösliches Maltodextrinpulver. Es wird schnell verdaut, ist magenfreundlich und lädt deine Glykogenspeicher schnell wieder auf. Maltodextrin ist eines der besten Supplemente, um innerhalb kürzester Zeit deinen prozentualen Körperfettanteil zu reduzieren und einige Kilos Magermasse

aufzubauen. Für jeden Mann mit einem Körperfettanteil von weniger als 10 Prozent, sowie Frauen mit weniger als 16 Prozent Körperfett, deren Ziel es ist, Muskelmaße aufzubauen oder zu erhalten, ist Kohlenhydratpulver ideal. Wir empfehlen 2 bis 4 g Kohlenhydrate pro kg Körpergewicht in Form von Maltodextrin im Shake nach dem Training.

Für jeden Trainierenden mit mehr als 10 Prozent Körperfett bedeutet das: **Erst das Körperfett senken, und dann Maltodextrin verwenden.** Ansonsten kann es den gegenteiligen Effekt haben.

101. ISS FETT, UM FETT ZU VERLIEREN

Neben Wasser und Proteinen ist Fett die am häufigsten vorkommende Substanz in unserem Körper.

Fett ist vor allem Rohstoff für einen Großteil unserer Hormone und für Acetylcholin, den Neurotransmitter, der für Aufmerksamkeit und Konzentration sowie die Muskelkontraktion verantwortlich ist.

Im Umkehrschluss bedeutet das, eine fettarme Ernährung sorgt für Mängel im Hormonhaushalt, vor allem beim männlichen Geschlechtshormon Testosteron. Zudem sorgt sie für einen Mangel an Acetylcholin und damit verminderter geistiger und körperlicher Leistungsfähigkeit.

Fette sind also entscheidend für einen gesunden Hormonhaushalt und optimale Leistungsfähigkeit. Wer regelmäßig gesunde Fette isst, baut bei entsprechendem Training
noch schneller Muskeln auf und Körperfett ab.

102. ACHTE VOR ALLEM AUF DIESE FETTE

Welche Fette sollst du nun essen? Fette sind grundsätzlich
in drei Kategorien unterteilt:

- Mehrfach ungesättigte Fettsäuren, wie sie in Fischöl,
  GLA und Nüssen (Omega 3 und 6) vorkommen.

- Einfach ungesättigte Fettsäuren, die zum Beispiel in
  Olivenöl, Avocado und Nüssen (Omega 9) vorkommen.

- Gesättigte Fettsäuren, wie in Butter, Sahne und Eiern
  enthalten.

Alle drei Fettkategorien haben ihre Aufgaben und sind
für den Körper notwendig. Die einzigen Fette, die du aus-
nahmslos meiden solltest, sind Transfette, wie in Margarine, Pflanzenfett und gehärtetem Pflanzenöl.

Ich empfehle jedem meiner Kunden, gesunde Fette täglich
und auch über den Tag verteilt zu rotieren. Zum Beispiel
so wie in diesem Speiseplanvorschlag:

- Morgens Eier zum Frühstück

- Mittags Avocado im Salat

- Abends einen Löffel Kräuterbutter zum Fisch

- Nüsse als Snack zwischendurch

103. ISS GLUTENFREI

Ich empfehle jedem meiner Kunden, Gluten zu meiden. Gluten ist ein Protein, das in Getreide, vor allem in Weizen, vorkommt. Der Glutengehalt im Weizen ist in den letzten 30 Jahren durch Zucht gestiegen. Ein hoher Glutengehalt wurde zunehmend in der Landwirtschaft bevorzugt, da dieser die Backfähigkeit des Mehls verbessert und damit vor allem Großbäckereien die Arbeit erleichtert.

Welche Lebensmittel sind glutenhaltig?

Gluten kommt primär in Brot und anderen Backwaren sowie in Pasta vor, ebenso in jedem anderen Lebensmittel, das Weizen, Roggen und Gerste enthält. Ja, dazu zählt auch Bier.

Was macht Gluten?

Gluten ist ein Protein, das nicht verdaut werden kann. Gluten verursacht dadurch oft Bauchschmerzen, Blähungen und Entzündungen im Darm sowie Müdigkeit, Konzentrationsschwäche und Schlafprobleme.

Drei Gründe – von vielen –, warum ich meinen Kunden empfehle, Gluten zu meiden

Eine Glutenunverträglichkeit gehört zu den häufigsten Unverträglichkeiten. Für die Darmwand ist Gluten wie Schmirgelpapier, da es zu Entzündungen derselben führt. Gluten ist Stress. Außerdem erhöht Gluten bei vielen Menschen den Körperfettanteil, primär am Bauch und an der Hüfte.

Die Hauptquelle für Gluten in unserer Ernährung ist der moderne Weizen. Dieser Weizen ist sehr reich an der Stärke Amylopektin A. Diese führt zu Übergewicht, denn sie erhöht den Blutzuckerspiegel mehr als reiner Zucker.

Gluten kann nicht nur das Entzündungslevel im Darm, sondern im ganzen Körper erhöhen. Auf diesem Weg senkt es den Testosterongehalt, verringert die Schilddrüsenfunktion und die geistige Leistungsfähigkeit. Das sorgt dafür, dass unser Energielevel, das Wohlbefinden und der Schlaf leiden und damit Fettabbau und Muskelaufbau reduziert sind.

Glutenfreie Alternativen zu Weizen und anderen, stark glutenhaltigen Lebensmitteln sind:

- Basmatireis

- Jasminreis

- Süßkartoffel

- Kartoffel

- Amaranth

- Quinoa

- Glutenfreie Pasta aus Reis

Gluten aus der täglichen Ernährung zu streichen ist ein wichtiger Schritt, noch schneller Fett ab- und Muskeln aufzubauen, außerdem um besser zu schlafen, leistungsfähiger zu sein und mehr Energie zu haben.

104. DAS HARTGEKOCHTE EI

Eier gehören zu den komplettesten und nährstoffreichsten Lebensmitteln. Ein durchschnittliches Ei enthält rund 6 g Eiweiß, gleichmäßig verteilt auf Eiklar und Eigelb, darunter alle essenziellen Aminosäuren, reichlich Vitamin A, Vitamin E und Beta-Carotin und als eine der wenigen natürlichen Nahrungsquellen auch das wichtige Vitamin D. Darüber hinaus enthält es Tryptophan, welches die Bildung von Serotonin fördert und stimmungsaufhellend wirkt sowie Lutein und Zeaxanthin, zwei für die Gesundheit der Augen wichtige Carotinoide, Phospholipide, die für die Hirnfunktion sowie die Produktion von Acetylcholin wichtig sind und noch vieles mehr. Eier sind zudem schnell und einfach. Am Wochenende 10 Stück hart kochen. Im Kühlschrank lagern. Morgens 1 bis 6 Eier rausnehmen. Pellen. Etwas Himalayasalz drauf. Und runter damit.

105. ERHÖHE DEIN TESTOSTERON

Unsere Körperhaltung hat einen großen Effekt auf das Testosteronlevel. Ich empfehle dazu jedem online den TED Talk von Dr. Amy Cuddy mit dem Titel »Your body language shapes who you are« anzuschauen. Einfach, auf den Punkt und sehr alltagsrelevant.

106. MAXIMIERE DEINE PROTEINSYNTHESE

Die Proteinsynthese ist der Vorgang, durch den auf Zellebene die Herstellung von Protein aus Aminosäuren stattfindet. Im Zusammenhang mit Training ist primär die Muskelproteinsynthese entscheidend. Es gibt verschiedene Wege die Proteinsynthese zu steigern. Der einfachste ist, den Proteinkonsum zu erhöhen, da ein großes Angebot an Aminosäuren nachweislich die Muskelproteinsynthese fördert. Ein Proteinkonsum von bis zu 4 g pro kg Körpergewicht kann je nach Status und Ziel notwendig sein, um Trainingsfortschritte zu machen.

107. TESTE EINE KETOGENE ERNÄHRUNG

Ich empfehle ca. 80% meiner Kunden eine ketogene Ernährungsweise, da sie im Alltag und Sport damit am leistungsfähigsten sind. Als Ketose bezeichnet man einen besonderen, den ursprünglich für Menschen normalen, Zustand des Stoffwechsels, bevor die Landwirtschaft und damit Kohlenhydrate in größeren Mengen aufkamen. In diesem Zustand steigt die Konzentration von Ketonkörpern im Blut und zwischen den Zellen an. Die Energie stellt der Körper nun her, indem er in der Leber Fettsäuren zu sogenannten Ketonkörpern abbaut und diese als Energielieferant verwendet. In der Ketose werden die Ketonkörper zur primären Energiequelle des Organismus und lösen damit die Glukose als Energiequelle aus dem Abbau von Kohlenhydraten ab. Ketone sind auch Nahrstoff für das Gehirn – ohne dass Zucker nötig ist. Grundlage um die Ketose zu erreichen, ist eine Reduktion des Kohlenhydratkonsums auf unter ca. 30 g pro Tag.

108. VERSUCH MAL SÜSSKARTOFFELN

Die Süßkartoffel ist für die meisten eine selten genutzte Kohlenhydratquelle. Sie bringt jedoch viele Vorteile gegenüber anderen Varianten mit sich, wie einen geringen glykämischen Index, einen hohen Carotin- und Antioxidantien-Gehalt sowie viele Ballaststoffe. Insbesondere der geringere glykämische Index und der damit reduzierte Effekt auf den Blutzucker macht die Süßkartoffel zu einer Kohlenhydratquelle, die ich empfehle.

109. ROTATION DES KOHLENHYDRATKONSUMS

Die meisten Kunden und Athleten, mit denen ich arbeite, sind nicht sonderlich kohlenhydrattolerant. Dies bedeutet, dass sie mit einem geringeren Kohlenhydratkonsum fitter und leistungsfähiger sind, sich besser fühlen und schneller regenerieren. Ein konstant zu geringer Kohlenhydratkonsum bringt jedoch auch Nachteile mit sich, aufgrund derer ich jedem mindestens eine kohlenhydratreiche Mahlzeit pro Woche empfehle. Das ist das Minimum.

110. VERSUCH MAL QUINOA

Ähnlich der Süßkartoffel ist auch Quinoa eine noch eher unbekannte Kohlenhydratquelle. Quinoa wird oft als Urgetreide bezeichnet, ist jedoch genau genommen eine Saat, die in den Anden seit über 5000 Jahren als Kulturpflanze bekannt ist. Quinoa hat ebenfalls einen geringen glykämischen Index und ist reich an vielen Vitaminen und Mineralien. Quinoa in Form eines Salats ist meine erste Empfehlung.

111. EXOGENE KETONE FÜR MEHR ENERGIE

Im Gegensatz zu endogenen Ketonen, die im Körper im Zustand der Ketose vom Körper selbst hergestellt werden, werden exogene Ketone von außen zugeführt. Exogene Ketone werden in Form von Pulver oder Flüssigkeit hergestellt. Ihre Aufgabe ist die Steigerung des Energielevels und die Stabilisierung des Blutzuckers. Exogene Ketone sind kein »Magic-Weightloss-Get-shredded-Supplement«. Exogene Ketone gehören in die Kategorie »Premium High Performance Snack«. Und sind in dieser Kategorie eine der besten Varianten, die ich bisher getestet habe. Einfach. Schnell. Und das Energielevel bleibt hoch.

112. BRING DEINE VERDAUUNG IN SCHWUNG

Ballaststoffe und ihre positiven Eigenschaften, insbesondere für die Verdauung, sind allseits bekannt. Nichtsdestotrotz werden sie immer noch zu oft unterschätzt. Neben einem hohen Konsum an Gemüse, empfehle ich in bestimmten Fällen die Supplementierung mit Ballaststoffen. Zwei einfache Optionen dafür sind Flohsamen und Flohsamenschalen, die neben dem positiven Effekt auf die Verdauung auch einen positiven Effekt auf das Blutzuckermanagement und die Blutfettwerte haben. Meine

Empfehlung ist ein Teelöffel in einem großen Glas Wasser
1- bis 3-mal pro Tag.

113. NÜSSE UND KERNE IN DER ERNÄHRUNG

Nüsse und Kerne sind seit Urzeiten ein wichtiger Bestandteil in der menschlichen Ernährung. Im YPSI empfehlen wir sie unseren Kunden als Snack, zwischen den
Hauptmahlzeiten, um den Blutzuckerspiegel konstant zu
halten. Nüsse und Kerne sind allerdings auch das einzige
Nahrungsmittel, was für unsere Kunden von Beginn an
mengenmäßig limitiert ist. Der Grund dafür ist, dass sonst
meist zu viele Nüsse gegessen werden. Ein bis zwei Hand
voll pro Tag ist ein guter Start.

114. OPTIMIERE DEINE KONZENTRATION, AUFMERKSAMKEIT UND TRAININGS-DRIVE DURCH ERNÄHRUNG UND SUPPLEMENTE

Die beiden Neurotransmitter Acetylcholin und Dopamin sind entscheidend, um Konzentration, Aufmerksamkeit und Trainings-Drive zu maximieren. Es gibt eine Reihe von Supplementen, um den Level dieser beiden Neurotransmitter zu erhöhen. Drei davon sind:

Alpha-GPC – L-Alpha-Glycerophosphocholin ist ein natürliches Phospholipid. Es ist ein wichtiger Baustein in allen Zellen des Gehirns. GPC spielt bei der Weiterleitung der Informationen zwischen den Zellen eine wichtige Rolle. Alpha-GPC ist eine natürliche physiologische Vorstufe von Acetylcholin. Acetylcholin ist ein Neurotransmitter, der für Konzentration, Aufmerksamkeit, Erinnerungsvermögen und andere kognitive Funktionen verantwortlich ist. Alpha-GPC ist eine sehr bioverfügbare Cholinquelle, welche die Blut-Hirn-Schranke leicht überwinden kann.

Meine Empfehlung: 1200 mg jeweils vor dem Frühstück und eine Stunde vor dem Training einnehmen.

Acetyl-L-Carnitin – Acetyl-L-Carnitin ist eine Form der Aminosäurenverbindung Carnitin, welche die Blut-Hirn-Schranke leicht passieren kann. Sie ist an der Bildung von Acetylgruppen für die Synthese des Neurotransmitters

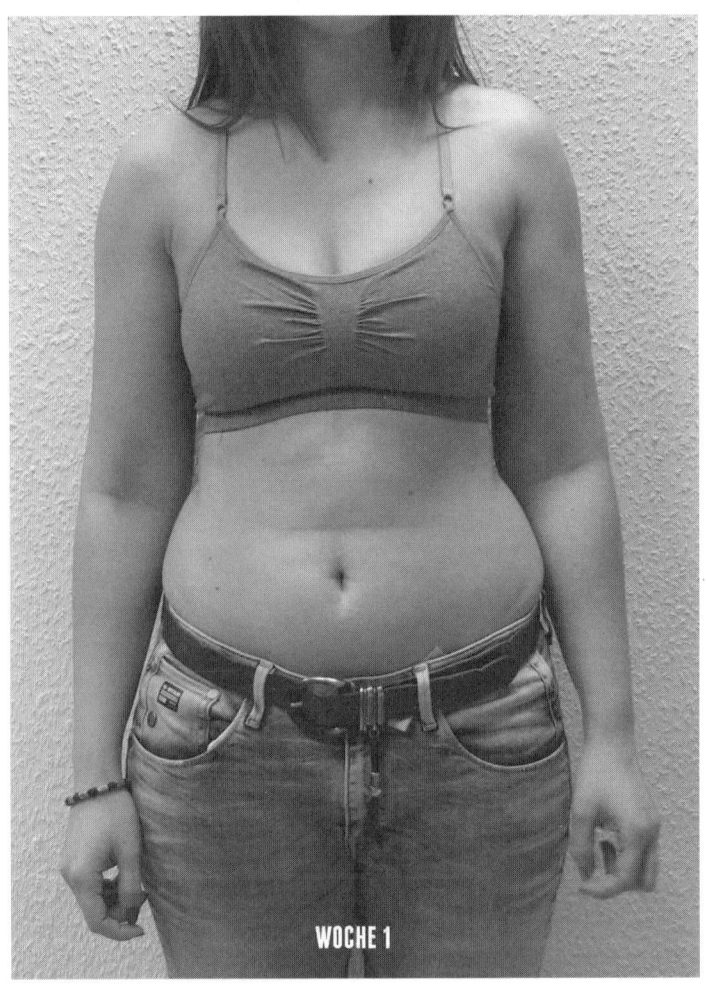

WOCHE 1

Marija M. kam als Vegetarierin ins YPSI mit dem Ziel, gesünder und fitter zu werden. In den ersten zehn Wochen hat sie ihren Körperfettanteil von 24,9 auf 13,8 Prozent reduziert, schläft bestens, ist

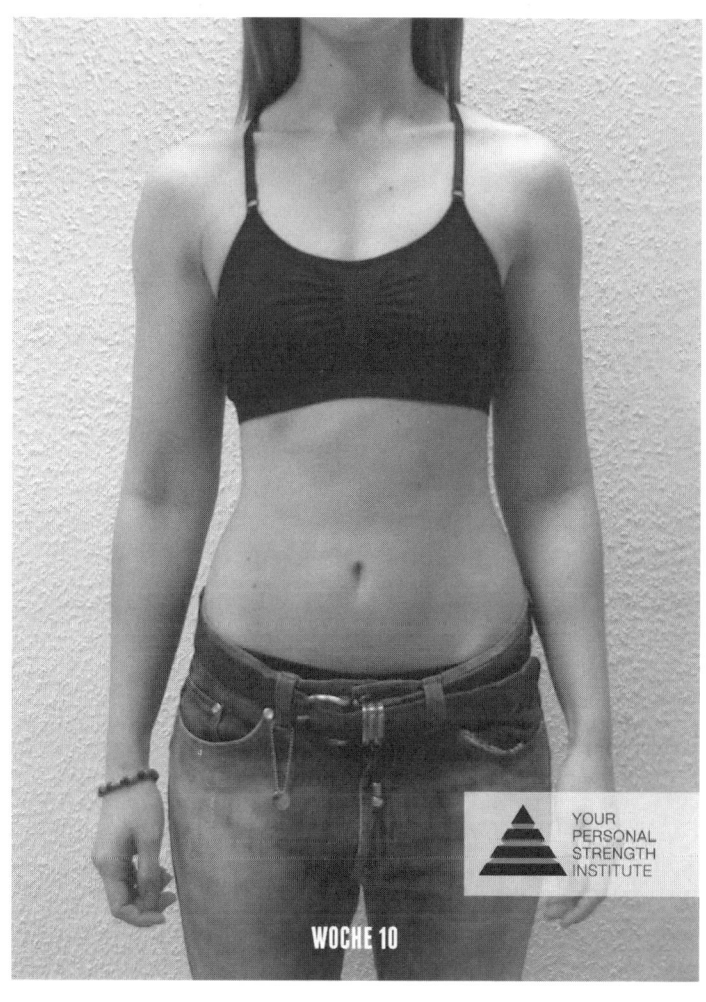

WOCHE 10

morgens topfit und isst zwei- bis dreimal am Tag Fisch und Meeresfrüchte. Mit großem Erfolg.

Acetylcholin beteiligt. Acetyl-L-Carnitin spielt daher eine besondere Rolle im Energiestoffwechsel von Gehirn und Nervenzellen. Acetyl-L-Carnitin ist ausgezeichnet für eine gute Gedächtnis- und Gehirnleistung.

Meine Empfehlung: 6 bis 8 g in Wasser jeweils vor dem Frühstück und eine Stunde vor dem Training trinken.

Bacopa Monnieri – Das Kleine Fettblatt (Bacopa monnieri) wird seit Tausenden von Jahren in der traditionellen ayurvedischen Medizin zur Verbesserung der Lernfähigkeit eingesetzt. Die enthaltenen Bacoside haben einen positiven Effekt auf Dopamin und Acteylcholin, sind antioxidativ und fördern die Neubildung von Neuronen.

Meine Empfehlung: 300 mg jeweils zum Frühstück und eine Stunde vor dem Training trinken.

115. GERÖSTET UND GESALZEN IST OK

Insbesondere bei Nüssen wird oft empfohlen diese angeröstet und ungesalzen zu verzehren. Dies hat seine Vorteile. Jedoch sind Rösten und Salzen Konservierungsprozesse, die die Nüsse haltbarer machen. Insbesondere bei Nussarten wie Cashews, die anfällig für Schimmelpilze sind, empfehle ich daher die geröstete und gesalzene Variante.

116. TRINK AMINOSÄUREN UND ELEKTROLYTE ZWISCHEN DEN MAHLZEITEN

Ein weiterer einfacher Trick, den Blutzuckerspiegel und damit das Energielevel konstant zu halten und die Informationsaufnahme zu maximieren, ist, zwischen den Mahlzeiten Aminosäuren und Elektrolyte in Wasser zu trinken. Elektrolyte sind entscheidend für die elektrische Aktivität der Neuronen und damit die Konzentration, Aufmerksamkeit und Informationsaufnahme.

117. VERMEIDE UNVERTRÄGLICHKEITEN

Gluten, Laktose und Fruktose sind die häufigsten Unverträglichkeiten. Vermeide diese und rotiere Nahrungsmittel konstant, um das Entzündungslevel im Körper zu optimieren und so die Regeneration vom Training zu verbessern.

118. KOHLENHYDRATE AM ABEND FÜR MEHR SEROTONIN

Nach dem Verzehr von Kohlenhydraten steigt der Blutzuckerspiegel. Bei einem erhöhten Blutzuckerspiegel kann mehr Serotonin im Gehirn produziert werden. Serotonin ist der Neurotransmitter für Entspannung und Wohlbefinden sowie ein Vorläufer des Hormons Melatonin, das den Tiefschlaf induziert. Somit macht es Sinn, den Kohlenhydratbedarf des Tages primär am Abend zu decken, um so den entspannungs- und schlaffördernden Effekt zu nutzen.

119. REGELMÄSSIGE MAHLZEITEN SIND ENTSCHEIDEND

Mahlzeitenanzahl und -frequenz sind ein oft diskutiertes Thema. Beides hängt primär von dem Status und den Zielen eines Kunden und Athleten ab. Im Alltag sind drei Hauptmahlzeiten plus zwei bis drei Snacks pro Tag die primäre Empfehlung, die ich gebe, da das am einfachsten umzusetzen und in den Alltag zu integrieren ist. Wenn jedoch Muskelaufbau das Ziel ist, empfehle ich bis zu 8 Mahlzeiten pro Tag. Denn wer ein großes Haus bauen will, benötigt viel Beton.

120. SUPPLEMENTE SIND TEIL DES ERFOLGS. SUPPLEMENTIERE!

Unser Bedarf an Mikronährstoffen, wie Vitaminen und Mineralien, ist unter anderem von unserem Stresslevel abhängig. Laut Stressexperten haben wir durch Stressoren wie Internet, Handy, ein höheres Verkehrsaufkommen, Reisen, Wecker, zu wenig Schlaf, wenig Zeit zum Essen und oftmals schlechte Nahrungsqualität sowie Umweltgifte jeglicher Art ca. 100 Mal mehr Stress als unsere Großeltern. Somit ist der Bedarf an Mikronährstoffen deutlich höher als früher – und zwar nicht nur in der Theorie. Auch die Bluttests unserer Kunden und meine eigenen bestätigen dieses Phänomen. Ärzte sind oftmals positiv überrascht, wenn sie Werte meiner Kunden, die supplementieren, mit denen ihrer anderen Patienten vergleichen.

121. ISS DIESES HIMBEER-SORBET

Eine bessere Lösung als ein Eis am Abend ist dieses Himbeer-Sorbet:

Zutaten:
- 400 g gefrorene Himbeeren

- 200 ml Wasser

- 1 EL YPSI-AminoElektrolytKomplex (Kirsche)

- 1 TL YPSI-Inositol plus Magnesium

- 1 TL Glycin

- Stevia, Erythritol, Xucker (natürlicher Zuckerersatz) nach Geschmack

Zubereitung:
Alle Zutaten in einen Mixer geben und auf höchster Stufe mixen, bis eine gleichmäßige Masse entsteht. Je nach Mixer gelegentlich mit einem Löffel die Masse wieder nach unten drücken (Mixer vorher ausschalten!). Je nach Konsistenz ein wenig Wasser zugeben. Fertig ist das Himbeer-Sorbet.

Das in diesem Himbeer-Sorbet enthaltene Glycin ist eine Aminosäure, d.h. Proteinbaustein, mit der gleichen Konsistenz und dem süßen Geschmack von Zucker. In der ehemaligen DDR wurde Glycin teilweise als Zuckerersatz verkauft, wenn Letzterer knapp war.

Glycin hat verschiedene Funktionen, die ich im Folgenden aufzähle.

- Glycin ist eine der wichtigsten Aminosäuren für die Leber und hat eine entscheidende Funktion in der Entgiftung. Zu hohe Dosen Glycin wiederum führen zu Übelkeit und Durchfall. Der Körper entgiftet in diesem Fall zu stark.

- Ein Großteil der Enzyme, die Umweltgifte, wie Pestizide und Lösungsmittel, verstoffwechseln, enthalten ein Glycinmolekül. So kann Glycin eine Entgiftung von diesen Stoffen unterstützen. Pestizide und Umwelt-gifte lagern sich ansonsten vor allem im Bindegewebe bzw. der Faszie ab.

- Glycin ist ein hemmender Neurotransmitter im Ge-hirn, das heißt, es hat einen entspannenden, stresshor-monsenkenden Effekt.

- Glycin ist essentiell zur Produktion des Antioxidants Glutathion, welches in fast allen Zellen des Körpers vorkommt, vor freien Radikalen schützt und die Leber bei ihrer Arbeit unterstützt.

- Glycin erhöht den Wachstumshormonausstoß und beschleunigt somit Regeneration und Fettabbau.

Außerdem enthalten sind Elektrolyte, Taurin, Inositol und Magnesium-Bisglyzinat, die alle ebenfalls einen entspann-den Effekt haben. Damit eignet sich das Himbeer-Sorbet ideal als Snack am Abend.

Variationen mit Blaubeeren, Brombeeren und Erdbeeren sind ebenfalls möglich.

122. NIMM ZINK, UM DEINE ATHLETISCHE LEISTUNG UND KRAFT ZU VERBESSERN

Ein ausreichender Zinkspiegel beeinflusst direkt deine athletische Leistung und Kraftentwicklung durch Training, da Zink eine primäre Rolle in der Produktion anaboler Hormone zukommt. Forschungen zeigen, dass ein ausreichender Körperspiegel zu einer stabileren Freisetzung der drei wichtigsten, anabolen Hormone, nämlich Testosteron, Wachstumshormon und Insulin-like Growth Factor-1 (IGF-1), führt. Ohne diese drei wirst du trotz harter Arbeit kaum nennenswerte Kraft- und Massenzuwächse im Gym verzeichnen.

Eine kürzlich veröffentlichte Studie im *Journal Biological Trace Element Research* beleuchtet den Schub, den erhöhte Zinkwerte der Testosteronproduktion im Anschluss an ein Training geben können. Man fand heraus, dass die Gabe eines Zink-Supplements an trainierte Sportler für vier Wochen vor einem erschöpfenden Leistungstest zu einer größeren Testosteronproduktion nach der Belastung führte.

Die Einnahme von Zink führte zu höheren Testosteronspiegeln bei den Athleten als die Einnahme eines Selen-Supplement, einem hochwirksamen Antioxidans, das den oxidativen Stress in den Hoden minimiert. Forscher nehmen zur Kenntnis, dass Zink die Umwandlungsrate von Androstendion zu Testosteron verbessert und dass es, gepaart mit intensivem Training, dem Körper erlaubt, weitaus mehr Testosteron zu produzieren.

Männliche und weibliche Athleten profitieren von ausreichend viel Zink, da dieses Mineral die Freisetzung von genügend Wachstumshormon und IGF-1 sicherstellt, die für Leistungs- und Muskelzuwächse in beiden Geschlechtern essenziell sind. Hinzu kommt, dass der Schub für die Post-Workout-Testosteronproduktion die Kraftzuwächse sowie die Erholung bei Männern verbessern kann. Zudem gibt dir genügend Zink, wie du noch sehen wirst, mehr Energie und verbessert deinen Stoffwechsel.

123. NIMM ZINK, UM DEINE INSULINSENSIBILITÄT ZU VERBESSERN

Zinkmangel ist neben Magnesiummangel das häufigste Mineraliendefizit und wird für die gesunde Funktion der meisten Hormone benötigt, inklusive Insulin. Ausreichend Zink spielt mindestens drei verschiedene Rollen bei der Insulingesundheit. Zunächst bindet Zink sich an Insulin, sodass Insulin ausreichend in der Pankreas gespeichert und freigesetzt wird, wenn sich Glukose im Blut befindet.

Zink verbessert zudem die Zellgesundheit und ist Bestandteil der Enzyme, die dafür nötig sind, dass Insulin sich an Zellen binden kann, sodass Glukose in den Körper eintreten und als Brennstoff genutzt werden kann. Der Prozess der Insulinbindung an die Zelle ist das, was weitgehend als Insulinsensibilität bezeichnet wird. Es bedeutet, dass die Zelle für Insulin empfänglich ist. Wenn Insulin sich einmal an die Zelle bindet, öffnet es so die Tür, und Glukose kann eintreten. Wenn die Zelle resistent gegen Insulin ist, verbleibt Glukose im Blutstrom, führt so zu einem hohen Blutzucker und letztendlich zur Körperfettzunahme. Fällt die Zinkkonzentration, hat dies auch eine Reduktion der Insulinausschüttung sowie der peripheren Insulinsensibilität zur Folge, was auf lange Sicht zu Diabetes führen kann.

Zink besitzt außerdem entzündungshemmende Eigenschaften, wie bereits an anderer Stelle in Bezug auf seine Rolle bei der Beseitigung von Entzündungsmarkern, wie C-reaktive Proteine, beschrieben. Zink ist ebenfalls dabei behilflich, Substanzen, die Entzündungen in Zellen verursachen, zu beseitigen, was der Bewahrung der Zellgesundheit und der Insulinsensibilität dienlich ist.

124. VERWENDE ELEKTROLYTE, UM DEN FLÜSSIGKEITSHAUSHALT ZU OPTIMIEREN UND KÄMPFE ZU VERHINDERN

Der einfachste Ratschlag, um den Flüssigkeitshaushalt zu optimieren und Krämpfe zu vermeiden, ist, regelmäßig zu trinken. Vor, während und nach dem Training.

Entscheidend ist auch die Rolle der Elektrolyte bei der Optimierung des Flüssigkeitshaushalts und beim Verhindern von Krämpfen. Elektrolyte sind chemische Substanzen, die sich beim Auflösen in Wasser in Ionen verwandeln; Ionen sind Moleküle, die an der Durchführung von elektrischen Impulsen im Körper beteiligt sind. Bei einem Elektrolytenmangel sinkt das Flüssigkeitslevel, und die Muskeln sind nicht mehr in der Lage, richtig zu kontrahieren. Dies reduziert den Trainingseffekt, den Trainings-Drive und führt unter Umständen sogar zu Krämpfen.

In Bezug auf einige der beliebtesten Sportdrinks solltest du beachten, dass Wasser in die Zellen durch den Prozess der Osmose gelangt. Sportgetränke haben oft eine so hohe Konzentration an Natrium (zur Verbesserung des Geschmacks), dass das Wasser hierdurch kaum in die Zellen gelangen kann.

Eine der besten natürlichen Quellen von Elektrolyten – und eine gute Alternative zu herkömmlichen Sportdrinks – ist Kokoswasser. Eine weitere Option ist, den YP-SI-AminoElektrolytKomplex deinem Wasser hinzuzufügen.

Eine weitere Ursache für einen suboptimalen Flüssigkeitshaushalt und Krämpfe kann ein Mangel an Magnesium sein, einem Mineral, das an der Muskelkontraktion beteiligt ist.

Magnesiummangel ist, wie erwähnt, neben Zinkmangel das häufigste Mineraldefizit, das bei Sportlern beobachtet wird. Ein Grund dafür ist, dass Krafttraining den Bedarf an Magnesium erhöht. Die Beeinträchtigung von Aufnahme und Verwertung des Magnesiums behindert üblicherweise das Erreichen eines optimalen Levels.

Im Lauf der Jahre habe ich umfangreiche Erfahrungen bei der Wiederherstellung des Magnesiumlevels gesammelt und verwende mittlerweile eine Kombination aus fünf verschiedenen Magnesiumformen für das schnelle Auffüllen des Magnesiumspeichers: Magnesiumaspartat, Magnesiumcitrat, Magnesiumcitratmalat, Magnesiumm-L-Threonat und Magnesium-Bisglycinat. Zusätzliches Vitamin D3 kann bei der Wiederherstellung des Magnesiumlevels helfen.

Kalium ist, wie Magnesium, ein alkalisches Mineral, das ebenfalls eine große Rolle im Flüssigkeitshaushalt spielt. Kalium ist ein positiv geladenes Ion, das für die Funktionsfähigkeit aller Zellen und vor allem von Nerven und Muskeln wichtig ist. Kalium kommt zu 98 Prozent im Inneren der Zellen und nur zu zwei Prozent im Raum außerhalb der Zellen vor. Es bindet Wasser in der Zelle. So spielt Kalium eine große Rolle bei der Regulierung des Flüssigkeitshaushalts. Und beim Vermeiden von Krämpfen. Und damit deinem besten Training.

125. ISS EINEN AMINO-SKYR AM ABEND

Skyr ist ein traditionelles isländisches Milchprodukt und in etwa mit Quark oder dickflüssigerem Joghurt zu vergleichen. Auch spielen ähnlich dem Joghurt bestimmte Bakterienkulturen eine Rolle bei dessen Herstellung.

Hauptvorteile des Skyr sind seine Laktosearmut, sein mit 11,8 Prozent hoher Proteingehalt und sein hoher Insulinindex. Aus diesem Grund eignet Skyr sich ausgezeichnet als Post-Workout-Mahlzeit und als Snack vor dem Schlafengehen.

Die Zubereitungsvariante, die mein persönlicher Favorit ist, sieht wie folgt aus:

- 500 g Skyr

- 2 EL YPSI-AminoElektrolytKomplex (Kirsche)

- 100 g Sauerkirschen (ohne Saft)

Vermische alles in einer Schüssel und iss es als letzte Mahlzeit des Tages.

Dieser Snack enthält 78 g Protein, 17,2 g Kohlenhydrate und 0,4 g Fett pro Portion. Frauen können die Portion, wenn gewünscht, gerne halbieren. Diese Mischung aus Kirschen, Protein, Aminosäuren wie BCAAs und EAAs sowie Elektrolyten ist ausgezeichnet, um Regeneration und Schlaf zu optimieren sowie den Neurotransmitterhaushalt positiv zu beeinflussen.

126. ISS NÜSSE UND KERNE

Der einfachste und beste Snack für zwischendurch sind Nüsse und Kerne – lagere am besten einen Beutel im Handschuhfach oder Schreibtisch. Eine Handvoll ein bis zweimal pro Tag sind ideal, um deinen Blutzucker und dein Energielevel zu stabilisieren und Heißhungerattacken im Lauf des Tages und am Abend zu vermeiden.

127. MAGNESIUM IST NICHT GLEICH MAGNESIUM

Magnesium ist nicht gleich Magnesium. Jede Magnesiumform hat andere Aufgaben und wird von anderem Gewebe bevorzugt absorbiert. Zum Beispiel ist Magnesiumcitrat ideal nach dem Training, hat jedoch kaum einen entspannenden Effekt. Magnesiumaspartat wird primär von der Muskulatur absorbiert und kann so über das Elektrolytgleichgewicht im Muskel vor Krämpfen schützen. Um abends Cortisol zu senken, ist Magnesiumbisglycinat die beste Lösung.

SCHLAF

Hart zu trainieren und gesund zu essen hat einen Effekt. Wer jedoch nach Mitternacht ins Bett geht und nur sechs Stunden schläft, verschenkt viel hiervon. Trainingserfolge stellen sich in vielen Fällen kurzfristig ein, auf lange Sicht werden sie jedoch ausbleiben. Denn Schlaf ist wichtig. Guter Schlaf ist durch nichts zu ersetzen. Schlaf spielt eine große Rolle für die Regeneration, weshalb unter anderem vor 23 Uhr die Lichter ausgemacht werden sollten. »Gut schlafen« klingt einfach, ist es aber oft nicht.

Guter Schlaf ist bedeutsam – für dein Wohlbefinden, deine geistige Leistungsfähigkeit, deine Gesundheit und eine ganze Reihe anderer Dinge. Wie zum Beispiel dein Training. Und damit führt guter Schlaf auch zu mehr Erfolg im Training. Im Umkehrschluss bedeutet das, dass wenig und schlecht zu schlafen deinen Fortschritt beim Training mindert.

Was ist guter Schlaf?

- Guter Schlaf hat drei Hauptmerkmale:

- Du gehst vor 23:00 Uhr ins Bett und schläfst innerhalb von fünf Minuten ein.

- Du schläfst durch, ohne aufzuwachen. Ohne Toilettengänge. Die Blase ist groß genug.

- Du wachst morgens zwischen sechs und acht Uhr auf und bist direkt fit und leistungsfähig.

Wie kannst du deinen Schlaf verbessern?

128. FRÜH SCHLAFEN, FRÜH AUFSTEHEN

Der wichtigste Tipp, den ich jedem meiner Kunden und Athleten direkt zu Beginn gebe: Früh einschlafen ist entscheidend um früh fit aufzustehen. Früh einschlafen sorgt für erholsameren Schlaf, da der Schlaf vor Mitternacht tiefer und regenerierender ist. Geh auf jeden Fall vor 23 Uhr schlafen. Die beste Zeit, um schlafen zu gehen, ist sogar vor 22 Uhr. Entscheidend ist auch die Kombination mit frühem Aufstehen, da dies die Leistungsfähigkeit am Morgen, der evolutionär gesehen produktivsten Tageszeit, steigert. Dieser Schlaf-Wach-Rhythmus ist die Basis für mehr Fortschritt und Leistungsfähigkeit im Training und im Alltag.

129. GEHE JEDEN TAG VOR 23 UHR INS BETT

Der Schlaf vor Mitternacht ist entscheidend für die Regeneration der Nebenniere und der Vesikel des Gehirns – und damit der körperlichen und kognitiven Leistungsfähigkeit.

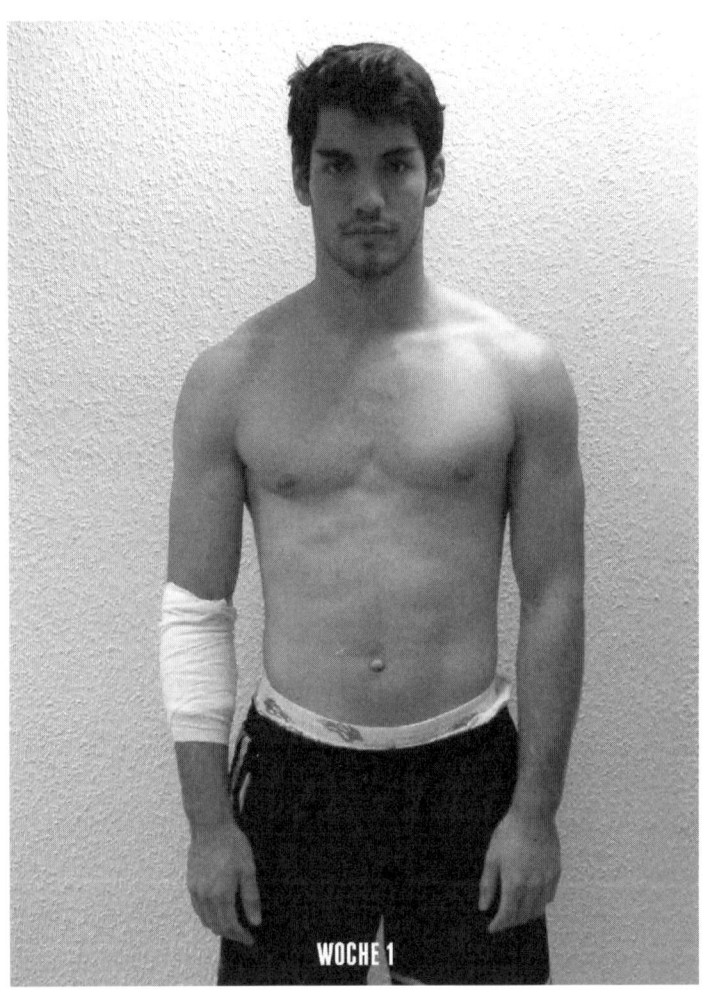

WOCHE 1

Nach einem kompletten Jahr Pause, zwei Operationen und chronischer Schleimhautentzündung hat Rugby-Nationalspieler **Deniz Cokesen** die zwölfwöchige Reha-Phase im YPSI in Bestform abgeschlossen und direkt den Sprung aus der U18-Nationalmannschaft

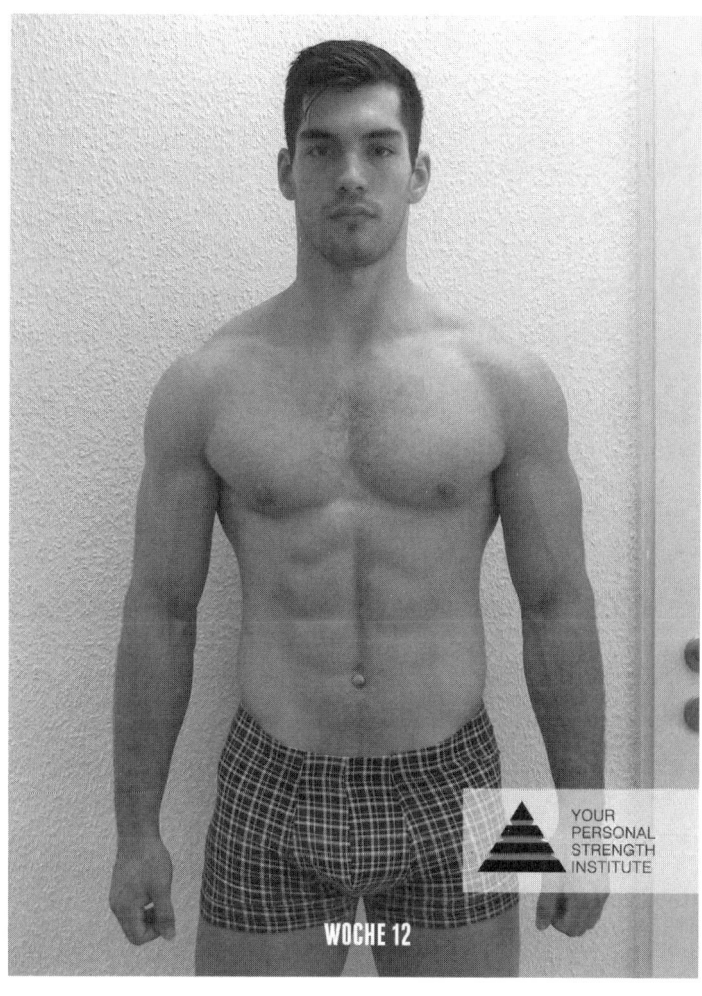

WOCHE 12

(GER) in die Herren-Nationalmannschaft (TR) geschafft und ist in Bestform bei der Rugby-Europameisterschaft 2014 aufgelaufen. 92,4 kg Körpergewicht bei 4,7 Prozent Körperfett. Langhantel-Frontkniebeugen – 135 kg für drei Wiederholungen.

130. MINIMIERE DIE ZEIT VOR EINEM BILDSCHIRM, VOR ALLEM NACH 20 UHR

Je näher der Bildschirm vor den Augen, desto größer das Problem, d.h. ein TV ist besser als Smartphone und Tablet. Das Licht eines Bildschirms imitiert das Tageslicht, erhöht das Stresshormon Cortisol und hemmt die Produktion von Melatonin, dem Hormon, das dich in den Tiefschlaf bringt. Damit stört ein Bildschirm deinen Biorhythmus und deine Regeneration.

131. »DER GENERAL, DER AM MEISTEN SCHLÄFT, GEWINNT DEN KRIEG«

Wenn dir nur ein Punkt aus diesem Kapitel über Schlaf in Erinnerung bleiben soll, dann wäre es dieser Punkt: Nichts, wirklich gar nichts ersetzt guten Schlaf! Ich erwähne dies immer und immer wieder bei unseren Kunden und Athleten. Auch macht sich schon eine einzige Nacht »schlechter Schlaf« direkt bei der Hautfaltenmessung bemerkbar. Die meisten schenken ihrem Schlaf viel zu wenig Aufmerksamkeit. Da herrscht immer noch der Gedanke, dass man verpassten Schlaf der Woche durch »ausschlafen« am Wochenende nachholen kann. Schlaf nachzuholen ist nicht möglich. Nichts ist wichtiger als guter Schlaf, sowohl für die körperliche als auch die geistige Leistungsfähigkeit. Das bedeutet, wer Höchstleistung bringen und sich verändern will, für den muss guter Schlaf Priorität haben.

132. NIMM DIE AMINOSÄURE GLYCIN AM ABEND

Sie steigert den entspannenden Neurotransmitter GABA, senkt das Stresshormon Kortisol senkt und entspannt die Muskulatur. Glycin unterstützt ebenfalls die Leber in ihren Aufgaben und verbessert auf diesem Weg die Regeneration vom Training. Glycin ist auch eine interessante Aminosäure, da sie exakt wie Zucker schmeckt und aussieht. Für den besten Effekt 1 bis 30 g in Wasser auflösen und vor dem Schlafen trinken. Immer mit 1 g beginnen und die Dosierung nach und nach steigern.

133. ISS DEINE KOHLENHYDRATE PRIMÄR AM ABEND

Kohlenhydrate erhöhen den Serotoninspiegel und haben auf diesem Weg einen entspannenden Effekt. Serotonin ist gleichzeitig Vorläufer für Melatonin, das Hormon, das dich in den Tiefschlaf bringt. So verbessern Kohlenhydrate die Entspannung und den Tiefschlaf. Kohlenhydrate können im Körper in Form von Glykogen in Muskulatur und Leber gespeichert werden und müssen nicht direkt verbraucht werden. Fülle deinen Kohlenhydratspeicher nach dem Training und am Abend auf. Für mehr Entspannung, tieferen Schlaf und mehr Energie beim Training.

134. KEIN KOFFEIN AM ABEND

Vermeide jede Form von Koffein, wie Kaffee und Cola, nach 16 Uhr, um den Cortisolspiegel am Abend zu senken und so schneller einzuschlafen.

135. ISS HOCHWERTIGES PROTEIN UND GESUNDE FETTE ZUM FRÜHSTÜCK

Kohlenhydrate am Morgen haben unter anderem einen negativen Einfluss auf deinen Biorhythmus und deswegen einen ebenso negativen Einfluss auf deinen Schlaf. Mehr Energie am Morgen über den Tag macht es dir einfacher, abends das System herunterzufahren und tiefer zu schlafen.

136. ISS GLUTENFREI

Gluten ist ein Protein, das in Getreide, vor allem Weizen, vorkommt. Es ist das häufigste Nahrungsallergen und stark entzündungsfördernd. Mehr Entzündungen im Körper können einen negativen Effekt auf den Schlaf haben.

137. TRINK EINEN TEE AM ABEND

Tee ist weltweit eines der beliebtesten Getränke. Eine Form des Tees ist ein Kräuteraufguss, wie Melisse, Kamille oder Lavendel, der einen entspannenden Effekt hat. Ein Glas oder eine Tasse Tee am Abend ist minimaler Aufwand und für viele ein einfacher Weg das System abends herunterzufahren. Teste verschiedene Tees und finde heraus, welcher für dich am besten funktioniert.

138. SCHLAF!

Guter Schlaf ist entscheidend. Denn der Großteil der regenerativen Prozesse im Körper finden im Schlaf statt. Und bei vielen ist das Ausbleiben von diesem der Hauptgrund, warum nur wenig Erfolge zu verzeichnen sind.

Das bedeutet: Guter Schlaf = mehr Erfolg im Training.

139. NIMM INOSITOL

Inositol ist eines der primären Supplemente, die wir im YPSI verwenden. Inositol ist ein weißes, kristallines Pulver mit leicht süßlichem Geschmack. Es ist ein Rohstoff für die meisten Neurotransmitter, insbesondere Serotonin und GABA. Diese beiden Neurotransmitter sind für Entspannung und Wohlbefinden zuständig. Serotonin ist zudem Vorläufer für Melatonin: ein Hormon, das in der Zirbeldrüse hergestellt wird und das den Tiefschlaf induziert.

140. DUNKLE DEIN SCHLAFZIMMER KOMPLETT AB

Selbst ein klein wenig Licht hat einen Effekt auf die Lichtrezeptoren der Haut und holt dich aus dem Tiefschlaf. Studien der Harvard Medical School, die im renommierten Magazin *Science* veröffentlicht wurden, zeigten, das selbst eine geringere Menge Licht an der Rückseite des Knies von der Haut absorbiert wird, damit den Melatoninspiegel deutlich reduziert und so großen Einfluss auf den Tiefschlaf hat. Fazit: Dunkle dein Schlafzimmer komplett ab, um deinen Tiefschlaf zu optimieren.

141. BEENDE DEN TAG MIT EINEM EPSOM-SALZ-BAD

Epsom-Salz besteht aus Magnesium und Sulfat. Das Epsom-Salz wird als Bad primär über die Haut absorbiert, hat auf diesem Weg einen lokal entspannenden Effekt und ist einer der einfachsten Tipps gegen Muskelkater. 500 g in eine Badewanne heißes Wasser oder 250 g in eine kleine Wanne mit heißem Wasser für ein Fußbad am Abend sind ideal. Insbesondere für Athleten, die aktuell eine Phase mit sehr hohem Trainingsvolumen durchlaufen, ist dies einer meiner ersten Tipps.

142. NACH 20 UHR: MACHE EINE E-MAIL-PAUSE

Einer der wichtigsten Schlaftipps in der heutigen Zeit: Beantworte nach 20:00 keine E-Mails mehr. In den wenigsten Fällen sind die E-Mails so wichtig, dass sie abends noch beantwortet werden müssen. Und oft hat das Beantworten von E-Mails einen anregenden und nicht den abends gewünschten entspannenden Effekt. Fahre abends dein System herunter, um mehr und tiefer zu schlafen und am kommenden Tag fitter und produktiver zu sein. Im Alltag und beim Training.

143. GLEICHER SCHLAF- UND MAHLZEITEN- RHYTHMUS AM WOCHENENDE

Neben dem Schlaf- hat auch der Mahlzeiten-Rhythmus einen großen Effekt auf den Biorhythmus. Am Wochenende lange aufbleiben und dann ausschlafen kann deine natürliche Uhr fast genauso aus dem Gleichgewicht bringen wie ein Langstrecken-Flug. Dieser sogenannte soziale Jetlag kann es besonders schwer machen am Montagmorgen in die Gänge zu kommen. Finde deinen Rhythmus und behalte ihn die ganze Woche, soweit das möglich ist, bei. Für mehr Energie zum Wochenbeginn.

144. REDUZIERE DIE ELEKTROMAGNETISCHE STRAHLUNG

Elektromagnetische Strahlung hat nachweislich einen negativen Effekt auf die Melatoninproduktion und damit den Tiefschlaf. Der einfachste Tipp: Entferne alle elektrischen Geräte aus deinem Schlafzimmer.

145. STÖPSEL DAS WLAN AUS

WLAN hat ebenfalls einen kontraproduktiven Effekt auf die Schlafqualität. Nachts brauchst du kein WLAN. Steck den WLAN-Router nachts aus. Dieser Tipp war schon oft einer der unterschätztesten beim Thema Schlaf, mit dem positivsten Feedback meiner Kunden.

146. DAS HANDY IST KEIN OPTIMALER WECKER

Verbanne dein Handy aus dem Schlafzimmer. Insbesondere die Frequenz des Handys hat einen negativen Effekt auf deinen Schlaf. Und reduziert unter anderem die Produktion von Melatonin. Der Flugmodus ist besser, jedoch nicht ideal. Also: Kein Handy im Schlafzimmer. Für besseren Schlaf.

147. NIMM MAGNESIUM-L-THREONAT

Magnesium-L-Threonat ist eine weitere ausgezeichnete Magnesiumform. Sie führt zur höchsten Magnesiumkonzentration in der Spinalflüssigkeit und erhöht den Neu-

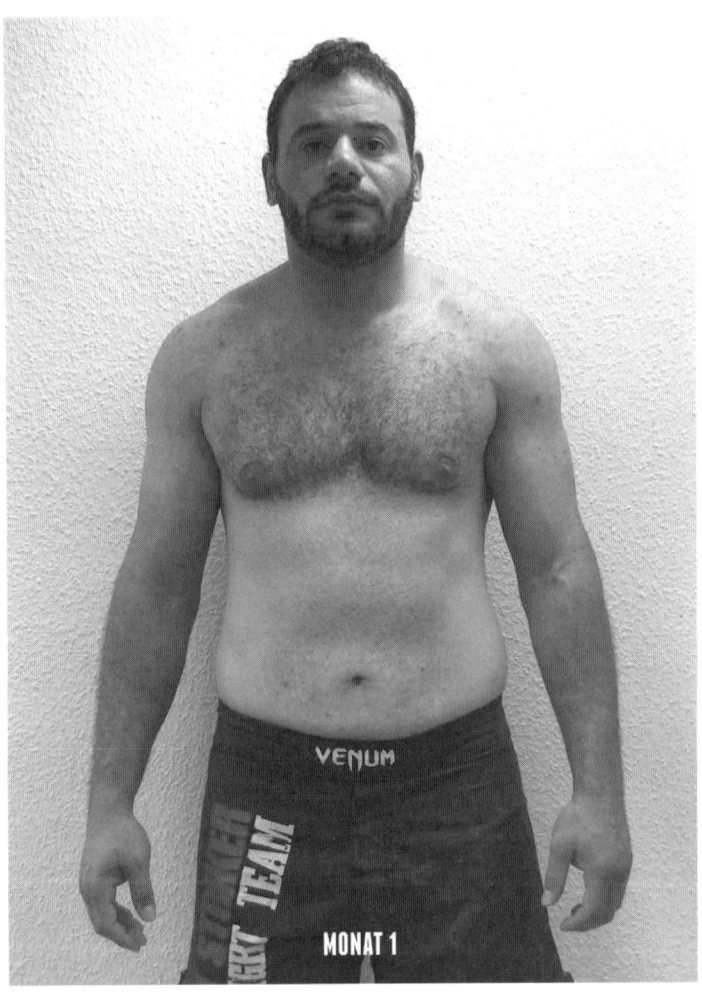

Der dreimalige Weltmeister im Kickboxen *Ibrahim Karakoc* kam aus Landsberg in Bayern ins YPSI nach Stuttgart, um sich auf seinen nächsten Weltmeisterschaftskampf vorzubereiten. Mit strukturiertem Krafttraining, Supplementierung basierend auf der

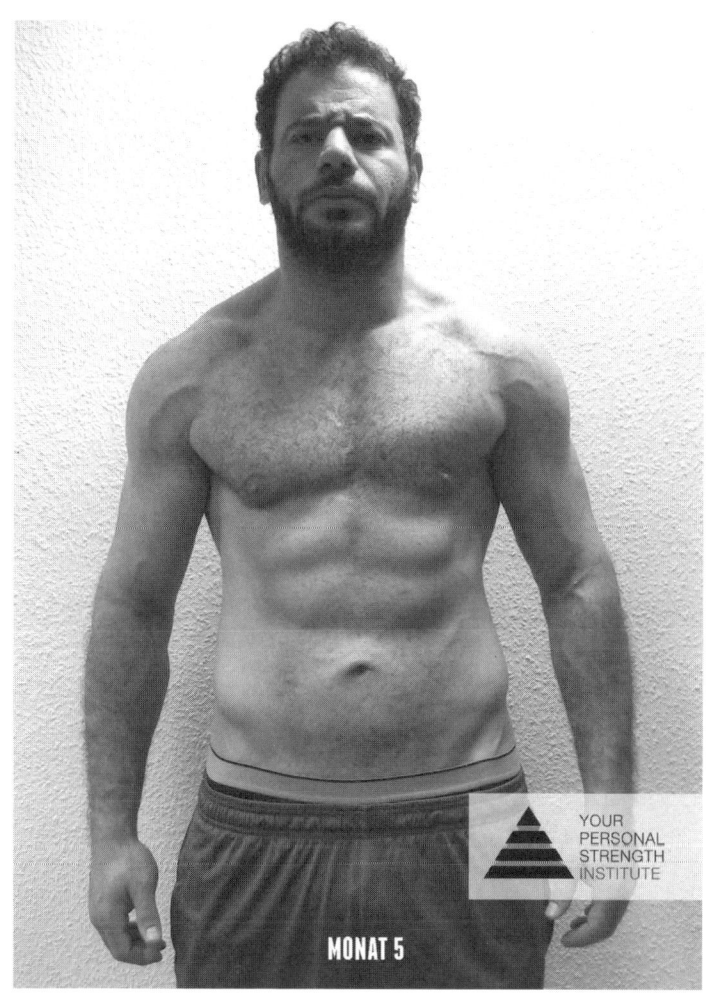

MONAT 5

YPSI-Hautfaltenmessung sowie optimaler Ernährung hat er in den ersten fünf Monaten sein Körpergewicht von 110,3 kg auf 104,4 kg und seinen Körperfettanteil von 18,7 auf 9,9 Prozent reduziert und ist aktuell stärker und schneller als je zuvor.

rotransmitter GABA, der primär einen entspannenden Effekt auf das periphere Nervensystem und damit auch die Muskulatur hat.

148. ISS DEINE KOHLENHYDRATE AM ABEND

Kohlenhydrate haben einen entspannenden Effekt. Das kennt jeder. Einen Teller Nudeln gegessen, und danach fühlt man sich mehr zu einem Sofa und einem Nickerchen hingezogen als energiegeladen aufzustehen und das nächste Training in Angriff zu nehmen. Der Grund dafür ist, dass nach dem Verzehr von Kohlenhydraten der Blutzuckerspiegel ansteigt, woraufhin in Relation zur genetischen Kohlenhydrattoleranz mehr Serotonin im Gehirn produziert wird, das für Entspannung und Wohlbefinden sorgt und ein wichtiger Vorläufer des Hormons Melatonin ist, das den Tiefschlaf induziert. Somit macht es Sinn, seinen Kohlenhydratbedarf des Tages primär am Abend zu decken, um so den entspannungs- und schlaffördernden Effekt zu nutzen. Und keine Sorge, Kohlenhydrate werden in Leber und Muskulatur gespeichert und müssen nicht direkt verbraucht werden.

149. HÖRE KLASSISCHE MUSIK

Klassische Musik, wie von Johann Sebastian Bach, hat einen beruhigenden Effekt auf das Nervensystem. Höre am Abend auf dem Weg nach Hause oder vor dem Schlafengehen eine Weile klassische Musik, um das System herunterzufahren, schneller einzuschlafen und tiefer zu schlafen.

150. ZEIT FÜR EINEN RESET

Resete deinen Biorhythmus für mehr Energie beim Training und im Alltag. Geh früh schlafen. Und steh früh auf. Einer der einfachsten Tipps, um die Schlafqualität zu verbessern und die Produktivität zu maximieren.

151. NIMM TAURIN AM ABEND EIN

Die Aminosäure Taurin hat nicht, wie oft vermutet, einen anregenden Effekt. Sie ist Vorläufer für den beruhigenden Neurotransmitter GABA und hat damit einen entspannenden Effekt. Wenn du insbesondere abends zu aufgedreht bist, empfehle ich 1 bis 6 g Taurin vor dem Schlafen.

152. NIE LÄNGER ALS 15 MINUTEN WACH IM BETT LIEGEN

Ein weiterer einfacher Tipp ist es, nie länger als 15 Minuten wach im Bett zu liegen. Du liegst abends im Bett und kannst nicht einschlafen. Steh wieder auf und mache etwas entspannendes, lies ein Buch, eine Zeitschrift, male in einem Malbuch, meditiere und vermeide jegliche Form eines Bildschirms. Sobald du müde bist, geh wieder ins Bett. Wenn du innerhalb von 15 Minuten wieder nicht einschlafen kannst, wiederhole den Ablauf.

153. ZUM ABSCHLUSS NOCH EINMAL: GUTER SCHLAF IST DURCH NICHTS ZU ERSETZEN!

Nicht durch Supplemente, nicht durch eine strengere Diät und erst recht nicht durch härteres Training. Je schlechter der Schlaf, desto schlechter werden Ernährung und Training sein. Ich sage dies all meinen Kunden und Athleten: Der Schlaf hat Priorität! Bei schlechtem Schlaf gibt es keine nennenswerten, konstanten Fortschritte bezüglich Fettabbau, Muskelaufbau und Energielevel. Man kann die Schlafqualität durch Supplemente zwar deutlich verbessern, jedoch kann damit nicht eine zu kurze Schlafdauer oder zu spätes Schlafengehen kompensiert werden. Leider ist die Schlafdauer und das Schlafengehen vor 23 Uhr gelegentlich für manche eine Herausforderung – das ändert jedoch nichts an dem Fakt, dass es nötig ist, um Erfolge zu erzielen. Und es gibt immer für alles eine Lösung.

Guter Schlaf ist und bleibt neben der Ernährung die Basis, auf der alles andere, einschließlich dem Erfolg im Training, aufbaut.

ÜBER DEN AUTOR

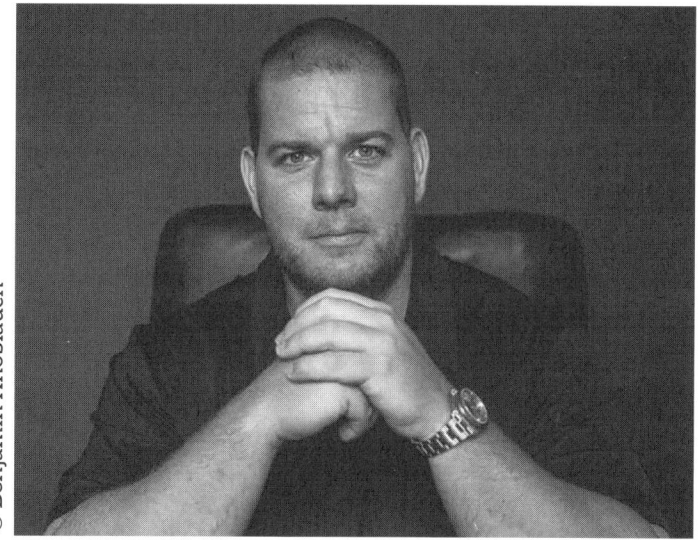

© Benjamin Knoblauch

Wolfgang Unsöld ist einer der erfolgreichsten Strength Coaches und Trainer weltweit. Er ist Gründer des Your Personal Strength Institute (YPSI) in Stuttgart, das neben Beratung und Personal Training auch eine eigene Supplement-Linie sowie Seminare und Trainerausbildungen anbietet. Er hat mit Leistungssportlern aus über 20 Sportarten gearbeitet, darunter 13 Athleten, die an den Olympischen Winterspielen 2014 in Sotschi, sowie 3 Athleten, die an den Olympischen Sommerspielen 2016 in Rio de Janeiro teilgenommen haben. Er hat über 240 Trainer in 21 Ländern auf 4 Kontinenten mit der YPSI Trainer B- & A-Lizenz zertifiziert und in 14 Ländern Seminare gehalten.

Mehr Infos zu YPSI Seminaren, der YPSI Trainer B- und A-Lizenz und den YPSI Supplements unter

www.YPSI.de

QUELLEN

HORMONHAUSHALT & KÖRPERFETTVERTEILUNG

Armellini, F., Zamboni, M., Bosello, O.: Hormones and body composition in humans: clinical studies. International Journal of Obesity. 2000 Jun; 24, Suppl. 2: S. 18-21.

Armellini, F., Zamboni, M., Mino, et al.: Postabsorptive resting metabolic rate and thermic effect of food in relation to body composition and adipose tissue distribution. Metabolism. 2000 Jan; 49(1): S. 6-10.

Arner, P.: Site differences in human subcutaneous adipose tissue metabolism in obesity. Aesthetic Plastic Surgery. 1984 Mar; 8(1): S. 13-17.

Björntorp, P.: Growth hormone, insulin-like growth factor-I and lipid metabolism: interactions with sex steroids. Hormone Research in Paediatrics. 1996; 46(4-5): S. 188-191.

Björntorp, P.: Hormonal control of regional fat distribution. Human Reproduction. 1997 Oct; 12, Suppl. 1: S. 21-25.

Björntorp, P.: Metabolic difference between visceral fat and subcutaneous abdominal fat. Diabetes & Metabolism. 2000 Jun; 26, Suppl. 3: S. 10-12.

Björntorp, P.: Neuroendocrine abnormalities in human obesity. Metabolism. 1995 Feb; 44, Suppl. 2: S. 38-41.

Björntorp, P.: Stress and cardiovascular disease. Acta physiologica Scandinavica. 1997 Jan; 640: S. 144-148.

Björntorp, P.: The associations between obesity, adipose tissue distribution and disease. Acta Medica Scandinavica. Suppl. 1988; 723: S. 121-134.

Björntorp, P.: The regulation of adipose tissue distribution in humans. International Journal of Obesity. 1996 Apr; 20(4): S. 291-302.

Björntorp, P.: Adipose tissue distribution, plasma insulin, and cardiovascular disease. Diabetes & Metabolism. 1987 Jul; 13(3 Pt 2): S. 381-385.

Björntorp, P.: Do stress reactions cause abdominal obesity and comorbidities? Obesity Review. 2001 May; 2(2): S. 73-86.

Björntorp, P.: Neuroendocrine perturbations as a cause of insulin resistance. Diabetes/Metabolism Research and Reviews. 1999 Nov-Dec; 15(6): S. 427-441.

Björntorp, P.: Body fat distribution, insulin resistance, and metabolic diseases. Nutrition. 1997 Sep; 13(9): S. 795-803.

Björntorp, P.: Metabolic implications of body fat distribution. Diabetes Care. 1991 Dec; 14(12): S. 1132-1143.

Björntorp, P., Rosmond, R.: Neuroendocrine abnormalities in visceral obesity. International Journal of Obesity. 2000 Jun; 24, Suppl. 2: S. 80-85.

Björntorp, P., Rosmond, R.: Obesity and cortisol. Nutrition. 2000 Oct; 16(10): S. 924-936.

Björntorp, P., Rosmond, R.: The metabolic syndrome – a neuroendocrine disorder? British Journal of Nutrition. 2000 Mar; 83, Suppl. 1: S. 49-57.

Blaak, E.: Gender differences in fat metabolism. Current Opinion in Clinical Nutrition and Metabolic Care. 2001 Nov; 4(6): S. 499-502.

Bouchard, C., Despres, J. P., Mauriege, P.: Genetic and nongenetic determinants of regional fat distribution. Endocrine Reviews. 1993 Feb; 14(1): S. 72-93.

Chrousos, G. P.: The role of stress and the hypothalamic-pituitary-adrenal axis in the pathogenesis of the metabolic syndrome: neuroendocrine and target tissue-related causes. International Journal of Obesity. 2000 Jun; 24, Suppl. 2: S. 50-55.

Després, J. P., Lemieux, I., Tchernof, A., et al.: Fat distribution and metabolism. Diabetes and Metabolism. 2001 Apr; 27(2, Pt 2): S. 209-214.

Després. J. P., Tremblay, A., Nadeau, A., et al.: Physical training and changes in regional adipose tissue distribution. Acta Medica Scandinavica. Suppl. 1988; 723: S. 205-212.

Drapeau, V., Therrien, F., Richard, D., et al.: Is visceral obesity a physiological adaptation to stress? Panminerva Medica. 2003 Sep; 45(3): S. 189-195.

Frayn, K. N.: Visceral fat and insulin resistance – causative or correlative? British Journal of Nutrition. 2000 Mar; 83, Suppl. 1: S. 71-77.

Garaulet, M., Perez-Llamas, F., Zamora, S., et al.: Interrelationship between serum lipid profile, serum hormones and other components of the metabolic syndrome. Journal of Physiology and Biochemistry. 2002 Sep; 58(3): S. 151-160.

Johannsson, G., Bengtsson, B. A.: Growth hormone and the metabolic syndrome. Journal of Endocrinological Investigation. 1999; 22 (5 Suppl.): S. 41-46.

Kopelman, P. G. Hormones and Obesity. Baillière's Clinical Endocrinology and Metabolism. 1994 Jul; 8(3): S. 549-575.

Kopelman, P. G.: The effects of weight loss treatments on upper and lower body fat. International Journal of Obesity. 1997 Aug; 21(8): S. 619-625.

Koska, J., Ksinantova, L., Sebökova, E., et al.: Endocrine regulation of subcutaneous fat metabolism during cold exposure in humans. Annals of the New York Academy of Science. 2002 Jun; 967: S. 500-505.

Marin P., Arver S.: Androgens and abdominal obesity. Baillière's Clinical Endocrinology and Metabolism. 1998 Oct; 12(3): S. 441-451.

Marin, P.: Testosterone and regional fat distribution. Obesity Research. 1995 Nov; 3, Suppl. 4: S. 609-612.

Marin, P., Björntorp, P.: Endocrinemetabolic pattern and adipose tissue distribution. Hormone Research in Paediatrics. 1993; 39, Suppl. 3: S. 81-85.

Marin, P., Lonn, L., Andersson, B., et al.: Assimilation of triglycerides in subcutaneous and intraabdominal adipose tissues in vivo in men: effects of testosterone. Journal of Clinical Endocrinology and Metabolism. 1996 Mar; 81(3): S. 1018-1022.

Marin, P., Oden, B., Björntorp, P.: Assimilation and mobilization of triglycerides in subcutaneous abdominal and femoral adipose tissue in vivo in men: effects of androgens. Journal of Clinical Endocrinology & Metabolism. 1995 Jan; 80(1): S. 239-243.

Nass, R., Thorner M. O.: Impact of the GH-cortisol ratio on the age-dependent changes in body composition. Growth Hormone & IGF Research. 2002 Jun; 12(3): S. 147-161.

Pasquali, R., Vicennati, V.: Activity of the hypothalamic-pituitary-adrenal axis in different obesity phenotypes. International Journal of Obesity. 2000 Jun; 24, Suppl. 2: S. 47-49.

Peeke, P. M., Chrousos, G.P.: Hypercortisolism and obesity. Annals of the New York Academy of Science. 1995 Dec 29; 771: S. 665-676.

Rebuffé-Scrive, M.: Steroid hormones and distribution of adipose tissue. Acta Medica Scandinavica. Suppl. 1988; 723: S. 143-146.

Roemmich, J. N., Rogol, A.D.: Hormonal changes during puberty and their relationship to fat distribution. American Journal of Human Biology. 1999; 11(2): S. 209-224.

Sierra-Johnson, J., Johnson, B. D.: Facial fat and its relationship to abdominal fat: a marker for insulin resistance? Medical Hypotheses. 2004; 63(5): S. 783-786.

Yamashita, S., Nakamura, T., Shimomura, I., et al.: Insulin resistance and body fat distribution. Diabetes Care. 1996 Mar; 19(3): S. 287-291.

Yoshida, S., Inadera, H., Ishikawa, Y., et al.: Endocrine disorders and body fat distribution. International Journal of Obesity. 1991 Sep; 15, Suppl. 2: S. 37-40.

MAGNESIUM

Abbasi, B., Kimiagar, M., Sadeghniiat, K., et al.: The effect of magnesium supplementation on primary insomnia in elderly: A double-blind placebo-controlled clinical trial. Journal of Research in Medical Sciences. 2012 Dec; 17(12): S. 1161-1169.

Ahima, R. S., Prabakaran, D., Mantzoros, C., et al.: Role of leptin in the neuroendocrine response to fasting. Nature. 1996 Juli 18; 382(6588): S. 250-252.

Aikawa, J. K.: Magnesium: Its Biologic Significance. CRC Press, Boca Raton, FL, 1981.
Aleksandrowicz, J., Blicharski, J.,

Dzigowska, A., et al.: Leuko- and oncogenesis in the light of studies on metabolism of magnesium and its turnover in biocenosis. Acta Medica Polona 1970; 11: S. 289-302. (abstr: Blood 1971; 37:245).

Altura, B. M.: Introduction: importance of Mg in physiology and medicine and the need for ion selective electrodes. Scandinavian Journal of Clinical and Laboratory Investigation. 1994; 54(Suppl. 217): S. 5-9.

Anghileri, L .J.: Magnesium concentration variations during carcinogenesis. Magnesium Bulletin. 1979; 1: S. 46-48.

Anghileri, L. J., Coudoux, P., Durlach, J.: Magnesium and cancer: Clinical data. Magnesium Bulletin. 1981; 3: S. 11-20.

Avioli, L.V.: The calcium controversy and the recommended dietary allowance. The Osteoporotic Syndrome, Detection, Prevention and Treatment, Publ. Grune & Stratton, Inc, Orlando FL, 1987; S. 57-66.

Aydin, H., Deyneli, O., Yavuz, D., et al.: Short-term oral magnesium supplementation suppresses bone turnover in postmenopausal osteoporotic women. Biological Trace Element Research. 2010; 133: S. 136-143.

Barbagallo, M., et al.: Effects of Glutathione on Red Blood Cell Intracellular Magnesium Relation to Glucose Metabolism. Hypertension. 1999; 34(1): S. 76-82.

Billard, J. M.: Ageing, hippocampal synaptic activity and magnesium. Magnesium Research . 2006; 19(3): S. 199-215.

Blum, M., Kitai, E., Ariel, Y., et al.: Oral contraceptive lowers serum magnesium. Harefuah. 1991;121(10): S. 363-4.

Brink, E. J., Beynen, A. C., Dekker, P. R., et al.: Interaction of calcium and phosphate decreases ileal magnesium solubility and apparent magnesium absorption. The Journal of Nutrition. 1992; 122: S. 580-586.

Caddell, J. L., Goddard, D. R.: Studies in protein-calorie malnutrition. I. Chemical evidence for magnesium deficiency. New England Journal of Medicine. 1967; 276: S. 533-535.

Castiglioni S, Maier J. A.: Magnesium and cancer: a dangerous liason. Magnesium Research. 2011 Sep; 24(3): S. 92-100.

Champagne, C. M.: Dietary interventions on blood pressure: the Dietary Approaches to Stop Hypertension (DASH) trials. Nutrition Reviews. 2006 Feb; 64(1): S. 53-56.

Chiuve, S. E., Korngold, E. C., Januzzi, Jr J. L., et al.: Plasma and dietary magnesium and risk of sudden cardiac death in women. American Journal of Clinical Nutrition. 2011; 93: S. 253-260.

Chollet, D., et al.: Blood and brain magnesium in inbred mice and their correlation with sleep quality. American Journal of Physiology. 2000; 279(6): S. 2173-2178.

Considine, R. V., Sinha, M. K., Heiman, M. L., et al.: Serum immunoreactive-leptin concentrations in normal-weight and obese humans. The New England Journal of Medicine. 1996; 334: S. 292–295.

Cox, I. M., Campbell, M. J., Dowson, D.: Red blood cell magnesium and chronic fatigue syndrome. The Lancet. 1991 Mar; 337(8744): S. 757-760.

Davis, D., Epp, M., Riordan, H.: Changes in USDA Food Composition Data for 43 Garden Crops, 1950 to 1999. Journal of the American College of Nutrition. 2004; 23(6): S. 669-682.

Dean, C.: The Magnesium Miracle. New York, Ballantine Books, 2007.
Deheinzelin, D., Negri, EM, Tucci, M.R., et al.: Hypomagnesemia in critically ill cancer patients: a prospective study of predictive factors. Brazilian Journal of Medical and Biological Research. 2000 Dec; 33(12) S. 1443-1448.

Del Gobbo, L. C., Imamura, F., Wu, J. H. Y., et al.: Circulating and dietary magnesium and risk of cardiovascular disease: a systematic review and meta-analysis of prospective studies. American Journal of Clinical Nutrition. 2013; 98: S. 160-173.

Demirkaya, S., Vural, O., Dora, B., et al.: Efficacy of intravenous magnesium sulfate in the treatment of acute migraine attacks. Headache. 2001; 41(2): S. 171-177.

DiSilvestro, R.: Handbook of Minerals as Nutritional Supplements. CRC Press, Boca Raton, Florida, 2004.

Dong, J. Y., Xun, P., He, K., et al.: Magnesium intake and risk of type 2 diabetes: meta-analysis of prospective cohort studies. Diabetes Care. 2011 Sep; 34(9): S. 2116-2122.

Dørup, I., et al.: Role of insulinlike growth factor-1 and growth hormone in growth inhibition induced by magnesium and zinc deficiencies. British Journal of Nutrition. 1991; 66(03): S. 505-521.

Ducroix, T.: L'enfant spasmophile—Aspects diagnostiques et thérapeutiques. Magnes Bulletin. 1984; 1: S. 9-15.

Durlach, J.: Magnesium in Clinical Practice. London, Libbey, 1988.
Durlach, J., Bara, M., Guiet-Bara, A., et al.: Relationship between magnesium, cancer and carcinogenic or anticancer metals. Anticancer Research. 1986 Nov-Dec; 6(6): S. 1353-1361.

Durlach, J., et al.: Biorhythms and possible central regulation of magnesium status, phototherapy, darkness therapy and chronopathological forms of magnesium depletion. Magnesium Research. 2002; 15(1-2): S. 49-66.

Durlach, J., Pagès, N., Bac, P., et al.: Biorhythms and possible central regulation of magnesium status, phototherapy, darkness therapy and chronopathological forms of magnesium depletion. Magnesium Research. 2002 Mar; 15(1-2): S. 49-66.

Durlach, J: Magnesium in der klinischen Praxis. Jena und Stuttgart, Fischer-Verlag, 1992.

Eby, G. A., Eby, K. L.: Magnesium for treatment-resistant depression: a review and hypothesis. Medical Hypotheses. 2010; 74(4): S. 649-660.

Eby, G. A., Eby, K. L.: Rapid recovery from major depression using magnesium treatment. Medical Hypotheses. 2006; 67(2): S. 362-370.

Elin, R. J.: Assessment of magnesium status. Clinical Chemistry. 1987; 33(11): S. 1965-1970.

Evert, A. B., Boucher, J. L., Cypress, M., et al.: Nutrition therapy recommendations for the management of adults with diabetes. Diabetes Care. 2013; 36: S. 3821-3842.

Facchinetti, F., et al.: Oral magnesium successfully relieves premenstrual mood changes. Obstetrics and Gynecology. 1991; 78(2): S. 177.

Fawcett, W. J., Haxby, E. J., Male, D. A.: Magnesium: physiology and pharmacology. British Journal of Anaesthesia. 1999; 83(2): S. 302-320.

Fehlinger, R.: Therapy with magnesium salts in neurological diseases. Magnesium Bulletin. 1990; 12: S. 35-42.

Fox, C., Ramsoomair, D., Carter, C.: Magnesium: its proven and potential clinical significance. Southern Medical Journal. 2003; 94(12): S. 1195-1201.

Galland, L.: Magnesium and inflammatory bowel disease. Magnesium. 1987; 7(2): S. 78-83.

Gruhn, P., Goletti, F., Yudelman, M.: Integrated nutrient management, soil fertility, and sustainable agriculture: current issues and future challenges. International Food Policy Research Institute, 2000.

Hannum, S. M., Erdman, J. W. Jr.: Emerging health benefits from cocoa and chocolate. Journal of Medicinal Food. 2000; 3(2): S. 73-75.

Held, K., Antonijevic, I. A., Künzel, H., et al.: Oral Mg(2+) supplementation reverses agerelated neuroendocrine and sleep EEG changes in humans. Pharmacopsychiatry. 2002 Jul; 25(4); S. 135-143.

Holland, S., Silberstein, S. D., Freitag, F., et al.: Evidence-based guideline update: NSAIDs and other complementary treatments for episodic migraine prevention in adults. Neurology. 2012; 78: S. 1346-1353.

Institute of Medicine, Washington: Dietary Reference Intake for Calcium, Phosphorus, Magnesium, Vitamin D, and Fluoride. National Academy Press, Washington, 1997. Johnson, S.: The multifaceted and widespread pathology of magnesium deficiency. Medical Hypotheses. 2001 Feb; 56(2): S. 163-170.

Joosten, M. M., Gansevoort, R. T., Mukamal, K. J., et al.: Urinary and plasma magnesium and risk of ischemic heart disease. American Journal of Clinical Nutrition. 2013; 97: S. 1299-1306.

Kimura M.: Overview of Magnesium Nutrition. International Magnesium Symposium. New Perspectives in Magnesium Research. Springer, London, 2007: S. 239-260.

King, D. E., Mainous, AG 3rd, Geesey, M. E., et al.: Dietary magnesium and C-reactive protein levels. Journal of the American College of Nutrition. 2005 Jun; 24(3): S. 166-171.

Kinnunen, O., Salokannel, J.: Constipation in elderly longstay patients: its treatment by magnesium hydroxide and bulk-laxative. Annals of Clinical Research. 1986; 19(5): S. 321-323.

Kozielec, T., Starobrat-Hermelin, B.: Assessment of magnesium levels in children with attention deficit hyperactivity disorder (ADHD). Magnesium Research. 1997 Jun; 10(2): S. 143-148.

Larsson, S.C., Wolk, A.: Magnesium intake and risk of type 2 diabetes: a meta-analysis. Journal of Internal Medicine. 2007; 262: S. 208-214.

Lennard-Jones, J. E.: Clinical management of constipation. Pharmacology. 1993 Oct; 47, Suppl 1: S. 216-223.

Lukaski, H. C.: Vitamin and mineral status: effects on physical performance. Nutrition. 2004; 20(7): S. 632-644.

Lukaski, H. C.: Magnesium, zinc, and chromium nutrition and athletic performance. Canadian Journal of Applied Physiology. 2001; 26(S1): S. 13-22.

Lun, V., Erdman, K. A., Reimer, R.: Evaluation of nutritional intake in Canadian high-performance athletes. Clinical Journal of Sport Medicine. 2009; 19(5): S. 405-411.

Majerus, P., Brauner, M. J., Smith, M. B., et al.: Glutathione biosynthesis in human erythrocytes. Journal of Clinical Investigation. 1971 Mar; 50(3): S. 507–513.

McKee, J. A., et al.: Analysis of the brain bioavailability of peripherally administered magnesium sulfate: A study in humans with acute brain injury undergoing prolonged induced hypermagnesemia. Critical Care Medicine. 2005: 33(3): S. 661-666.

Mutlu, M., Argun, M., Kilic, E., et al.: Magnesium, zinc and copper status in osteoporotic, osteopenic and normal post-menopausal women. Journal of International Medical Research. 2007; 35: S. 692-695.

Nielsen, F. H., Johnson, L. K., Zeng, H.: Magnesium supplementation improves indicators of low magnesium status and inflammatory stress in adults older than 51 years with poor quality sleep. Magnesium Research. 2010; 23(4): S. 158-168.

Otero, M. et al.: Towards a pro-inflammatory and immunomodulatory emerging role of leptin. Rheumatology. 2006; 45: S. 944–950.

Petroff, O. A.: GABA and glutamate in the human brain. The Neuroscientist. 2002; 8(6): S. 562-573.

Poleszak, E., et al.; Benzodiazepine/GABA(A) receptors are involved in magnesium-induced anxiolytic-like behavior in mice. Pharmacological Reports. 2008; 60(4): S. 483-489.

Pouls, G., Pouls, M.: The Chelation Controversy: How to Safely Detoxify Your Body and Improve Your Health and Well-being. Basic Health Publications, Inc., 2005.

Price, A. L., Zimmerman, M., Bear, F. E.: The magnesium-supplying power of 20 New Jersey soils. Soil Science. 1947; 63(1): S. 69-78.

Primes, L., Young, T.: Composition for detoxification. 1986.

Rasmussen, H. H., Mortensen, P. B., Jensen, I. W.: Depression and magnesium deficiency. The International Journal of Psychiatry in Medicine. 1990; 19(1): S. 57-63.

Regan, Raymond F., Guo Y.: Magnesium deprivation decreases cellular reduced glutathione and causes oxidative neuronal death in murine cortical cultures. Brain Research. 2001; 890(1): S. 177-183.

Rehm, G. W., Sorensen, R. C.: Effects of potassium and magnesium applied for corn grown on an irrigated sandy soil. Soil Science Society of America Journal. 1985; 49(6): S. 1446-1450.

Rodriguez-Moran M., Simental Mendia, L. E., et al.: The role of magnesium in type 2 diabetes: a brief based-clinical review. Magnesium Research. 2011; 24: S. 156-162.

Rosenstein, D. L., et al.: Magnesium measures across the menstrual cycle in premenstrual syndrome. Biological Psychiatry. 1994; 35(8): S. 557-561.

Rowe, W. J.: Correcting magnesium deficiencies may prolong life. Journal of Clinical Interventions in Aging. 2012; 7: S. 51-54.

Rude, R. K., Singer F. R., Gruber H. E.: Skeletal and hormonal effects of magnesium deficiency. Journal of the American College of Nutrition. 2009; 28: S. 131–141.

Rude, R. K.: Magnesium. In: Coates, P. M., Betz, J. M., Blackman, M. R., et al.: Encyclopedia of Dietary Supplements. 2nd ed. New York: Informa Healthcare. 2010: S. 527-537.

Saraidis, P. A., Georgianos, P. I., Lasaridis, A. N.: Diuretics in clinical practice. Part II: electrolyte and acid-base disorders complicating diuretic therapy. Expert Opinion on Drug Safety. 2010; 9: S. 259-273.

Sartori, S. B., et al.: Magnesium deficiency induces anxiety and HPA axis dysregulation: modulation by therapeutic drug treatment. Neuropharmacology. 2012; 62(1): S. 304-312.

Schouten, J. W.: Neuroprotection in traumatic brain injury: a complex struggle against the biology of nature. Current Opinion in Critical Care. 2007; 13(2): S. 134-142.

Schürks, M., Diener, H.-C., Goadsby, P.: Update on the prophylaxis of migraine. Current Treatment Options in Neurology. 2008; 10: S. 20–29.

Seelig, M. S.: Consequences of magnesium deficiency on the enhancement of stress reactions; preventive and therapeutic implications (a review). Journal of the American College of Nutrition. 1994; 13(5): S. 429-446.

Seelig, M., Altura, B. M.: How best to determine magnesium status; a new laboratory test worth trying. Nutrition. 1997; 13: S. 376-377.

Seelig, M., Rosanoff, A.: The Magnesium Factor. New York, Avery, 2003. Seelig, M. S.: Increased need for magnesium with the use of combined oestrogen and calcium for osteoporosis treatment. Magnesium Research. 1990; 3: S. 197-215.

Seelig, M. S.: Magnesium (and trace substance) deficiencies in the pathogenesis of cancer. Biological Trace Element Research. 1979; 1: S. 273-297.

Sherwood, R. A., et al.: Magnesium and the premenstrual syndrome. Annals of Clinical Biochemistry. 1986; 23(6): S. 667-670.

Singh, R. B.: Association of low plasma concentrations of antioxidant vitamins, magnesium and zinc with high body fat per cent in Indian men. Magnesium Research. 1998; 11(1), S. 3-10.

Sun-Edelstein, C., Mauskop, A.: Role of magnesium in the pathogenesis and treatment of migraine. Expert Review of Neurotherapeutics. 2009; 9: S. 369–379.

Sykes, N.: Constipation and diarrhoea. Management of Advanced Disease, 2004, 4th edition, London, Hodder Arnold: S. 94.

Temkin, N. R., et al.: Magnesium sulfate for neuroprotection after traumatic brain injury: a randomised controlled trial. The Lancet Neurology. 2007; 6(1): S. 29-38.

Tong, G. M., Rude, R. K.: agnesium deficiency in critical illness. Journal of Intensive Care Medicine. 2005 Jan-Feb; 20(1): S. 3-17.

Tucker, K. L.: Osteoporosis prevention and nutrition. Current Osteoporosis Reports. 2009; 7: S. 111-117.

U.S. Food and Drug Administration: Drug Safety Communication—Low Magnesium Levels Can Be Associated With Long-Term Use of Proton Pump Inhibitor Drugs (PPIs). March 2, 2011.

Wacker, W. E. C.: Magnesium and Man. Harvard University Press, Cambridge, MA, 1980. Weiss, G. H., Sluss, P. M., Linke, C. A.: Changes in urinary magnesium, citrate and oxalate levels due to cola consumption. Urology 1992; 39: S. 331-333.

World Health Organization. Calcium and Magnesium in Drinking Water: Public health significance. World Health Organization Press, Geneva, 2009.

Worthington, V.: Nutritional Quality of Organic Versus Conventional Fruits, Vegetables, and Grains. Journal of Alternative and Complementary Medicine. 2001 Apr; 7(2): S. 161-173.

ZINK

Hashemipour, M., Kelishadi, R., Shapouri, J., et al.: Effect of zinc supplementation on insulin resistance and components of the metabolic syndrome in prepubertal obese children. Hormones (Athens). 2009 Oct-Dec; 8(4): S. 279-285.

Kelishadi, R., Hashemipour, M., Adeli, K., et al.: Effect of zinc supplementation on markers of insulin resistance, oxidative stress, and inflammation among prepubescent children with metabolic syndrome. Metabolic Syndrome and Related Disorders. 2010 Dec; 8(6): S. 505-510.

Kelishadi, R., Hashemipour, M., Adeli, K., et al.: Effect of zinc supplementation on markers of insulin resistance, oxidative stress, and inflammation among prepubescent children with metabolic syndrome. Metabolic Syndrome and Related Disorders. 2010 Dec; 8(6): S. 505-510.

Mossad, S. B., Macknin, M. L., Medendorp, S. V., et al.: Zinc Gluconate Lozenges for Treating the Common Cold: A Randomized, Double-blind, Placebo-controlled Study. Annals of Internal Medicine. 1996 Jul 15; 125(2): S. 81–88.

Prasad, A. S., Beck, F. W., Bao, B.: Zinc Supplementation Decreases Incidence of Infections in the Elderly: Effect of Zinc on Generation of Cytokines and Oxidative Stress. American Journal of Clinical Nutrition. 2007 Mar; 85(3): S. 837–844.

Seeling, W., Ahnefeld, F. W., Dick, W., et al.: The Biological Significance of Zinc. Anaesthesist. 1975 Aug; 24(8): S. 329–342.

Seet, R. C., Lee, C. Y., Lim, E. C.: Oral zinc supplementation does not improve oxidative stress or vascular function in patients with type 2 diabetes with normal zinc levels. Atherosclerosis. 2011 Nov; 219(1): S. 231-239.

Wong, C. P., Magnusson, K. R., Ho, E.: Increased Inflammatory Response in Aged Mice Is Associated With Age-related Zinc Deficiency and Zinc Transporter Dysregulation. Journal of Nutritional Biochemistry. 2013 Jan; 24 (1): S. 353–359.

DIÄTGETRÄNKE & KÖRPERFETT

Fowler, S. P. G., Williams, K., Hazuda, H. P.: Diet Soda Intake Is Associated with Long-Term Increases in Waist Circumference in a Biethnic Cohort of Older Adults: The San Antonio Longitudinal Study of Aging. Journal of the American Geriatrics Society. 2015; 63(4): S. 708-715.

FLÜSSIGKEITS- & KRAFTVERLUST

Jones, L. C., Cleary, M. A., Lopez, R. M., et al.: Active Dehydration Impairs Upper and Lower Body Anaerobic Muscular Power. Journal of Strength and Conditioning Research: 2008 Mar; 22(2): S. 455-463.

SCHLAF, LICHT & EMF

Altpeter, E. S., Röösli, M., Battaglia, M., et al.: Effect of short-wave (6-22 MHz) magnetic fields on sleep quality and melatonin cycle in humans: the Schwarzenburg shut-down study. Bioelectromagnetics. 2006 Feb; 27(2): S. 142-150.

Campbell, S. S., Murphy, P. J.: Extraocular circadian phototransduction in humans. Science. 1998 Jan 16; 279(5349): S. 396-399.

Huber, R., Treyer, V., Borbély, A. A, et al.: Electromagnetic fields, such as those from mobile phones, alter regional cerebral blood flow and sleep and waking EEG. Journal of Sleep Research. 2002 Dec; 11(4): S. 289-295.

Hung, C. S., Anderson, C., Horne, J. A., et al.: Mobile phone 'talkmode' signal delays EEG-determined sleep onset. Neuroscience Letter. 2007 Jun 21; 421(1): S. 82-86.

Karolinska Institute Department of Neuroscience, Stockholm, Sweden: LATEST WARNING: Wi-Fi Dangerous to Children and Pregnant Women – Must Read! 2011 Feb 3. http://www. safeinschool. org/2011/02/latest-in-scientiicworld-on-health.html

Maganioti, A. E. et al.: Wi-Fi electromagnetic fields exert gender related alterations on EEG. 6th International Workshop on Biological Effects of Electromagnetic fields. 2010.

Nazıroglu, M., Çelik, Ö., Özgül, C., et al: Melatonin modulates wireless (2.45 GHz)-induced oxidative injury through TRPM2 and voltage gated Ca(2+) channels in brain and dorsal root ganglion in rat. Physiology and Behaviour. 2012 Feb 1; 105(3): S. 683-692.

Oksay, T., Naziroglu, M., Dogan, S., et al.: Protective effects of melatonin against oxidative injury in rat testis induced by wireless (2.45 GHz) devices. Andrologia. 2014 Feb; 46(1): S. 65-72.

Wright, K. P. Jr., Czeisler, C. A.: Absence of circadian phase resetting in response to bright light behind the knees. Science. 2002 Jul.; 297(5581): S. 571.

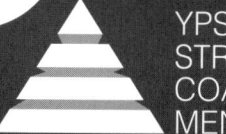